N&K

Florian Werner

DUNKLE MATERIE

Die Geschichte der Scheiße

Nagel & Kimche

1 2 3 4 5 15 14 13 12 11

Herstellung: Andrea Mogwitz und Rainald Schwarz
Satz: Satz für Satz. Barbara Reischmann
Druck und Bindung: GGP Media GmbH, Pößneck
ISBN 978-3-312-00475-1
Printed in Germany

Inhalt

Aus der Tiefe

Die menschliche Kultur gründet auf der Scheiße. Nicht nur, weil unsere Städte, als Inbegriff der neuzeitlichen Zivilisation, sich über gigantischen Abwassersystemen erheben. Nicht nur, weil unser Stoffwechsel, mithin das Leben selbst, ohne die Ausscheidung von Exkrementen gar nicht möglich wäre. Sondern weil wir erst durch die Abgrenzung von der Scheiße wissen, was Kultur überhaupt ist. Ohne Schatten kein Licht, ohne Schmutz keine Sauberkeit. Wir brauchen ein unkultiviertes Gegenüber, um uns allererst als zivilisierte Wesen begreifen zu können. Wir brauchen die Scheiße, um sie zu beseitigen und uns dadurch in unserer Kultiviertheit zu bestätigen. Die Scheiße ist für unser Selbstverständnis als moderne Menschen unabdingbar.

Dieser Prozess begleitet uns ein Leben lang. «Zwischen Kot und Urin werden wir geboren», wusste schon der heilige Augustinus, und in diesem Moment beginnt unsere Auseinandersetzung mit der dunklen Materie. Anhand unserer Ausscheidungen erlernen wir die Grammatik des Ekels, der Hygiene und des Wohlgeruchs. Wir lernen, dass das Wort ‹Scheiße› tabu ist, und setzen es daher umgehend als Waffe, Provokation oder Pointe für schmutzige Witze ein. Während der analen Phase lernen wir, unseren Stuhlgang abzugeben oder bei uns zu behalten, und erkunden dadurch die Grenzen, Öffnungen und Muskeln unseres Körpers. Und wenn wir schließlich alt sind, unterhalten wir uns bisweilen – wie Alfred Lambert, der demenzkranke Vater aus Jonathan Franzens Roman *Die Korrekturen* – mit unseren Exkrementen. Von der Wiege bis zur Bahre prägt die Scheiße unser Verständnis von Kultur, Gesellschaft, Gesundheit, Anstand, Humor und Identität.

Allerdings wollen wir diese elementare Bedeutung der Exkremente für unser Leben in der Regel nicht wahrhaben: Wohl kaum eine Materie wird so konsequent verdrängt wie jene, welche tagtäglich unserem Innersten entspringt. Zwar verfügen nur knapp zwei Drittel der Weltbevölkerung über eine Toilette; etwa 2,6 Milliarden Menschen auf der Erde haben keinen Zugang zu sanitären Einrichtungen. Im Großteil unserer industrialisierten westlichen Welt allerdings ist die Scheiße beinahe vollständig aus der Öffentlichkeit verschwunden. Bedenkt man, dass die Einwohner einer Stadt von der Größe Berlins täglich geschätzte 800 Tonnen Kot produzieren, dann ist es geradezu erstaunlich, dass man auf unseren Straßen nur hin und wieder über einen Hundehaufen stolpert. Die meisten Exkremente verschwinden so unsichtbar und geruchlos in den Gedärmen der Stadt, als hätte es sie nie gegeben.

Natürlich ist eine solche Ausscheidung der Ausscheidungen aus dem täglichen Leben keine ganz neue Entwicklung – wir dürfen vermuten, dass die Scheiße schon seit Jahrtausenden eine sonderbare Materie darstellte, etwas, das man bemüht war, von den Stätten anderer elementarer Verrichtungen wie Essen, Schlafen oder Beten fernzuhalten. Bereits das Alte Testament gibt genaue Anweisungen, wie das Kriegslager von fäkalischen Verschmutzungen reinzuhalten sei: «Und du sollst draußen vor dem Lager einen Platz haben, wohin du zur Notdurft hinausgehst», heißt es im fünften Buch Mose. «Und du sollst eine Schaufel haben und wenn du dich draußen setzen willst, sollst du damit graben; und wenn du gesessen hast, sollst du zuscharren, was von dir gegangen ist.» (Dtn 23, 13–14) Altnordische Sprichwörter schalten den Vogel – und damit, wie wir vermuten dürfen, im übertragenen Sinn auch den Menschen –, der sein eigenes Nest mit *skíta* verschmutzt. Ende des 11. Jahrhunderts stellte das erste englische Reichsgrundbuch, das sogenannte *Domesday Book*, das Defäkieren in der Kathedrale von Chester unter Strafe. Und der jüdische Philosoph und Arzt Moses Maimonides forderte im 12. Jahrhundert, man möge sich zu Zwecken der Entleerung so weit wie möglich von seinen Mitmenschen entfernen: entweder in das innerste Gemach der Behausung oder, im Freien, wenigstens so weit, dass andere Menschen die Darmgeräusche nicht hören können.

Wirklich tabuisiert und mit den uns heute geläufigen Scham- und Peinlichkeitsgefühlen belegt wurden die menschlichen Ausscheidungen allerdings erst zu Beginn der frühen Neuzeit, als die Menschen in immer engeren und komplexeren Sozialsystemen zusammenzuleben begannen und dadurch der Zwang zur Selbstkontrolle wuchs. Die modernen, die Scheiße betreffenden Anstandsvorschriften verlagerten sich dabei zunehmend vom Papier in die Psyche: Regeln, die im 16. Jahrhundert noch in Benimmbüchern oder Hofverordnungen niedergelegt werden mussten, wurden von den meisten Erwachsenen internalisiert und damit zu einem als normal empfundenen Bestandteil des Schamgefühls.

Die mit dieser psychosozialen Entwicklung einhergehenden Techniken der hygienischen und symbolischen Reinhaltung wurden dabei immer raffinierter. 1857 wurde von einem Amerikaner namens Joseph Gayetty das moderne Toilettenpapier erfunden. 1928 brachte der deutsche Unternehmer Hans ‹Hakle› Klenk die erste Klopapierrolle mit garantierter Blattzahl auf den Markt. Heute werden die menschlichen Exkremente bereits im Kleinkindalter vermittels Einwegwindeln aufgefangen und sofort in luftdichten Windeleimern entsorgt. Im Erwachsenenalter versenkt man die Scheiße in einem jener als Tiefspüler bezeichneten Porzellanstandardbecken, die in den vergangenen Jahrzehnten den traditionellen mitteleuropäischen Flachspüler verdrängt haben. Toilettensteine und Raumluftsprays übertünchen den dabei entstehenden Geruch. Und bisweilen werden sogar die Geräusche, die bei der Defäkation entstehen, für Außenstehende unhörbar gemacht. In japanischen

Toiletten etwa erfreut sich ein elektronisches Gerät namens *Otohime*, zu Deutsch ‹Geräuschprinzessin›, immer größerer Beliebtheit: Es imitiert den Klang einer laufenden Wasserspülung.

Unser westliches Verständnis von Zivilisation ist also untrennbar mit dem Verschwinden der Scheiße gekoppelt, ja ihre relative Sicht- oder Unsichtbarkeit ist geradezu ein Gradmesser für die Entwicklungsstufe eines Landes. Eine funktionstüchtige unterirdische Schwemmkanalisation, individuelle und von innen verriegelbare Toiletten: Solche sanitären Annehmlichkeiten gelten geradezu als Merkmal der modernen Industrienation, ihr Fehlen wird unweigerlich als Zeichen eines niederen zivilisatorischen Standards gewertet. Es ist in diesem Zusammenhang bezeichnend, dass das lateinische Wort für ‹Ausscheidung›, *excrementum*, dieselbe Wurzel hat wie das Wort für ‹Geheimnis›, *secretum*: Scheiße ist eine verborgene, eine mysteriöse Substanz. Ähnlich der dunklen Materie, jenem Konstrukt der theoretischen Physik, das den Massenhaushalt des Universums erklären soll, ist sie allgegenwärtig, aber unsichtbar. Sie ist die Kehrseite der Kultur; das missratene Kind der Zivilisation, das man vor seinen Nachbarn im Keller versteckt hält. Zunächst ist sie tief in unserem Körper verborgen. Dann entledigen wir uns ihrer in einem stillen, oft fensterlosen Raum und versenken sie anschließend in den Tiefen der Kanalisation.

Aber: *What goes down must come up*, wie man in Abwandlung eines englischen Sprichworts formulieren könnte. Gerade das Unterdrückte drängt bekanntlich immer wieder mit Macht an die Oberfläche. Gerade das Verborgene fordert dazu heraus, aus seinem dunklen Kloaken-Grab befreit, ent-deckt und ans Tageslicht gezerrt zu werden. Wie ein Untoter kehrt die verfemte Materie aus den Tiefen der Erde und des Unbewussten zurück und pocht laut hörbar gegen die Kanal- und Klodeckel, die sie gefangen halten.

Vor allem in jenen Bereichen unserer Kultur, die traditionell die Grenzen des Ehrbaren und Erlaubten ausloten, erlebt die

Scheiße derzeit eine erstaunliche Renaissance. Aus dem Kunstbetrieb sind Exkremente fast nicht mehr wegzudenken: Werke wie Mark Quinns *Shit Head* – eine Porträtbüste, die der Künstler aus eigenen Exkrementen formte – oder Wim Delvoyes *Cloaca*-Maschine, deren einziger Zweck darin besteht, eine den menschlichen Exkrementen ähnelnde Substanz zu produzieren, dürfen sich der Aufmerksamkeit einer fasziniert-amüsiert-empörten Öffentlichkeit sicher sein. Kinofilme wie *Borat*, *Jackass* oder *Slumdog Millionär* grabbeln lustvoll und, wenn man für solche Formen des Fäkalhumors empfänglich ist, durchaus auch lustig in der Scheiße. In der Pornographie erfreuen sich Spielarten der Fäkal- und Analerotik zunehmender Popularität. Und auch in der Literatur ist eine neue Freude an der exkrementellen Überschreitung auszumachen: Belletristische Bestseller wie Charlotte Roches Roman *Feuchtgebiete* widmen sich mit Hingabe dem Anus und dessen Ausscheidungen. Das Bilderbuch *Vom kleinen Maulwurf, der wissen wollte, wer ihm auf den Kopf gemacht hat* ist trotz seines anrüchigen Themas ein internationaler Kassenerfolg. Und auf der Sachbuchbestenliste feiern Werke mit expliziten Titeln wie *Bullshit*, *Kinderkacke* und *Scheißkerle* überraschende Erfolge. Scheiße, so scheint es, ist *en vogue*.

Was aber macht ausgerechnet diese alltäglichste und allgemeinmenschlichste aller Substanzen derzeit zu einem solch bevorzugten Thema und Werkstoff in Kunst, Kino und Literatur? Möglicherweise ist ein Grund für die derzeitige Renaissance des Fäkalen darin zu suchen, dass die Scheiße eine zwar prosaische, aber nichtsdestoweniger potente Herausforderung an unsere spätkapitalistische Gesellschaft darstellt. Inmitten einer durchrationalisierten, bis in alle Winkel erforschten, auf maximale Effizienz und reibungsloses Funktionieren ausgerichteten Welt stellt die Scheiße so etwas wie eine letzte Grenze dar: eine scheinbar sinn- und wertlose Substanz, die sich nicht ohne weiteres in die marktwirtschaftliche Logik der westlichen Welt einfügen lässt. Täglich wendet jeder Mensch beträchtliche Zeit und Energien auf, bloß um eine Materie herzustellen, die unmittelbar nach der Produktion beseitigt wird. Unter dem Strich verbringt er ein knappes Jahr seiner Lebenszeit mit einer Tätigkeit, die kein vorzeigbares oder gar verkäufliches Resultat zeitigt. Die Scheiße ist das Absurde, das Überflüssige schlechthin; eine klumpige Substanz im Getriebe unserer Wirtschaftsmaschinerie. Durch ihre schiere Präsenz stellt sie das Idealbild des vernünftigen, auf Profit ausgerichteten modernen *Homo oeconomicus* in Frage.

Darüber hinaus stellt die Scheiße eine Art authentischer Materie dar, die in unserer zunehmend virtualisierten, postmodernen Mediengesellschaft eher selten geworden ist. Ein Kuhfladen auf dem Dorfplatz, ein Hundehaufen auf dem Gehweg oder ein Bremsstreifen in der öffentlichen Toilette lässt sich nicht einfach löschen, wegklicken oder mit *cut and paste* an einen anderen Ort verschieben. Er mag uns ekeln – aber er ist immerhin echt. Die Faszination, die man beim Anblick von Quinns *Shit Head* oder einem anderen Exkrementalkunstwerk empfinden mag, verdankt sich einer Aura des Realen, die eine noch so täuschende Nachahmung aus Kunststoff nie erreichen kann. Die berühmte Szene aus dem Film *Pink Flamingos*, in welcher der Schauspieler Divine einen warmen Hundehaufen isst, ist eindrücklicher und aufwühlender als so manche computeranimierte Sequenz aus den digital hochgerüsteten Dreamworks-Studios. Ja womöglich wissen wir die Präsenz eines Kothaufens sogar umso mehr zu schätzen, je stärker wir in Kino, Kunst und Kommunikation von Simulacra, von Nachbildungen umgeben sind. Aus dem Tiefland des medialen Bullshits, der uns täglich umgibt, erhebt sich ein dampfender Scheißhaufen wie eine stolze Bastion der Authentizität.

Nicht zuletzt äußert sich in der zeitgenössischen Sehnsucht nach der Scheiße aber möglicherweise auch ein romantisches Verlangen, den zivilisatorischen Repressionsmechanismen der westlichen Welt zu entkommen, oder ihnen doch immerhin einen ganzheitlichen Lebensentwurf entgegenzusetzen, der auch die übelriechenden Schattenseiten des Daseins nicht verleugnet. Wenn die Filmfigur Borat bei einer gepflegten amerikanischen Dinnergesellschaft einen Plastikbeutel voll Scheiße mit an den Tisch bringt, lachen wir dann über das vorgebliche Hinterwäldlertum des vermeintlichen kasachischen Reporters? Oder lachen wir nicht vielmehr über die konsternierten Reaktionen seiner Gastgeber – jener hygiene- und kontrollbesessenen Amerikaner, die, wie der Schriftsteller William Burroughs einmal polemisch formulierte, «am liebsten [...] hinunter in ihren Magen springen und das Essen verdauen und die Scheiße rausschaufeln» würden? Vielleicht sehnen wir uns inmitten unserer Tiefspüler, Toilettenduftsteine und sensitiven Feuchttücher ja insgeheim nach etwas mehr Dreck im Leben. Vielleicht vermissen wir jenes unschuldige Kindheitsalter, in dem wir noch nicht dem anal-retentiven Imperativ unterworfen waren, sondern kacken konnten, wann und wo wir wollten. Vielleicht träumen wir manchmal von einem verlorenen Paradies der Scheiße.

Möglicherweise rührt unser erstarktes Interesse an Exkrementen aber auch gerade daher, dass wir, im übertragenen Sinn, andauernd von Scheiße umgeben sind. Schließlich ist unsere zeitgenössische Waren- und Konsumwelt voll von Produkten, die achtlos und ohne besondere Sorgfalt hervorgebracht werden, die über einen nur geringen geistigen oder körperlichen Nährwert verfügen und welche, wie ein Haufen Scheiße, schon sehr bald nach ihrer Herstellung wieder entsorgt werden. Zugleich quillt aus Fernsehern, Radios, Computern und von öffentlichen Werbeflächen, um diese Exkremente des Spätkapitalismus an den Mann oder die Frau zu bringen, unablässig Bullshit. In demselben Maße, in dem die tatsächlichen Exkremente aus unserem Leben verschwunden sind, so könnte man sagen, hat die industriell und medial erzeugte Scheiße zugenommen. Wenn der Künstler Wim Delvoye also mit großem Aufwand eine Maschine zur industriellen Herstellung von Scheiße

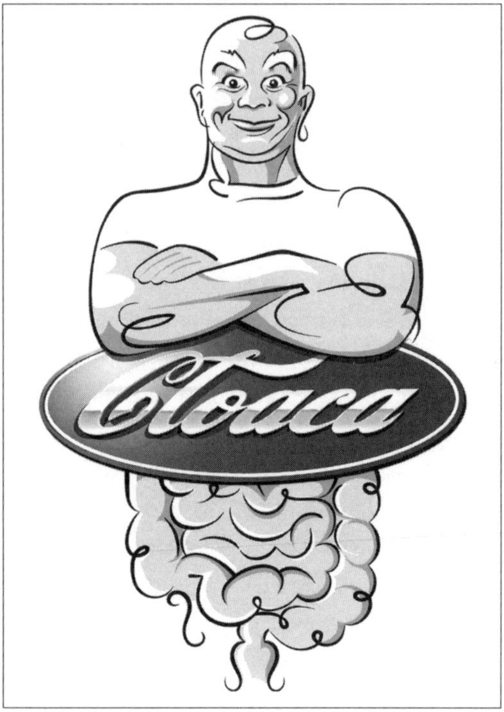

1 Wim Delvoye, Logo Cloaca – New & Improved (2001)

konstruiert; wenn er dieses Produkt mit einem (ausgerechnet) an Meister Proper gemahnenden Maskottchen, mit platten Slogans («Buy Cloaca Shit now!») und anderen Werbemaßnahmen flankiert; und wenn er die Ausscheidungen seiner Maschine dann tatsächlich an interessierte Kunden verkauft – dann treibt er nur ein Prinzip auf die Spitze, das für unsere marktwirtschaftlich geprägte Epoche emblematisch ist (Abbildung 1). Vielleicht sind wir auch deshalb von der Scheiße fasziniert, weil sie gewissermaßen das Vorbild, den Archetypus für die Fetischobjekte unserer Warenwelt darstellt, weil sie ein Schlüssel zum Verständnis unserer Konsumgesellschaft ist. Vielleicht.

Vielleicht ist alles aber auch ganz anders. Denn letzten Endes zeichnet sich die Scheiße vor allem durch eine Eigenschaft aus: Sie ist eine schillernde Materie. Je länger man über sie nachdenkt, desto schwerer ist sie zu fassen. Die Scheiße ist eine der Grundbedingungen des Lebens, doch zugleich gilt sie als schmutzige oder gar tödliche Substanz. Sie stellt den Inbegriff der Wertlosigkeit dar, kann sich alchemistischem Glauben zufolge aber auch in Gold verwandeln. Sie befindet sich tief im Innern unseres Körpers, ist gewissermaßen ein Teil unserer selbst, doch kaum, dass wir sie ausgeschieden haben, wird sie als widerwärtig und fremd empfunden. Sie ist eigentlich das Alltäglichste von der Welt, und trotzdem ist sie, zusammen mit dem Wort, das sie beschreibt, noch immer mit diversen Tabus belegt. Angesichts all dieser Ambivalenzen und Widersprüche drängt sich also eine grundsätzliche Frage auf: Was ist eigentlich Scheiße?

Wovon wir reden, wenn wir von Scheiße reden

Was ist Scheiße? Auf den ersten Blick scheint die Antwort auf diese Frage ganz einfach zu sein: Scheiße oder, feiner ausgedrückt: Kot, Stuhl oder Exkrement ist das, was bei Lebewesen, die über einen Verdauungsapparat verfügen, in mehr oder weniger fester Form durch den After aus dem Körper ausgeschieden wird. Beim gesunden Menschen enthalten diese Ausscheidungen etwa 75 Prozent Wasser, der Rest besteht aus unverdaulichen oder unverdauten Bestandteilen der zwei bis drei Tage zuvor verzehrten Nahrungsmittel: vor allem Ballaststoffe, Stärkepartikel, Fett sowie Bindegewebs- und Muskelfasern. Hinzu kommen abgestoßene Darmzellen, Rückstände der Verdauungsenzyme, Schleim und abgestorbene Mikroorganismen. Nicht zuletzt enthält Scheiße auch diverse chemische Stoffe wie Sterkobilin, das ihr die charakteristische braune Farbe verleiht, sowie Skatol und Indol, welche maßgeblich für ihren Geruch verantwortlich sind. Ein einzelner Stuhlgang kann beim Menschen zwischen 20 Gramm und eineinhalb Kilo wiegen, der europäische Durchschnitt liegt bei 100 bis 150 Gramm für Fleischesser und 300 bis 400 Gramm für Vegetarier (da sie mehr unverdauliche Ballaststoffe zu sich nehmen als Karnivore, sind ihre Ausscheidungen entsprechend schwerer).

Schon diese Bandbreite beim Stuhlgewicht zeigt, dass es, selbst wenn man sich auf den Menschen beschränkt und die Ausscheidungen von Tieren einmal außen vor lässt, die Scheiße als solche nicht gibt: Ihre Masse, ihre Konsistenz, ihre chemische Zusammensetzung ist ganz erheblich von der Ernährung, dem Alter so-

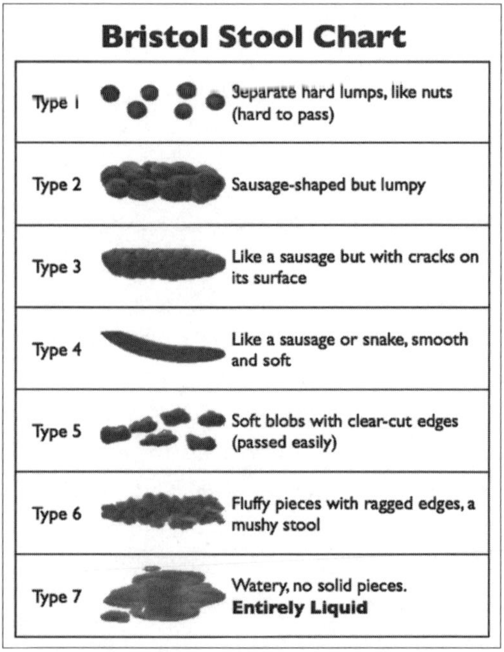

2 Die Bristol-Stuhlformen-Skala zur Klassifizierung des menschlichen Kots

wie der Gesundheit der jeweiligen Person abhängig (Abbildung 2). Man scheißt, was man isst – und man scheißt, was man *ist.* Oder wie es ein altes, einem singenden Scheißhaufen in den Mund gelegtes Volkslied aus Kamtschatka formuliert: «Mein Vater hat unzählige Gestalten und Kleider, meine Mutter ist warm und dünne, und gebieret alle Tage.»

So gesehen dürfte es kaum zwei Haufen geben, die einander gleichen. Die Ausscheidungen eines Säuglings, der ausschließlich Muttermilch zu sich nimmt, haben fast nichts mit den Ausscheidungen eines Greises zu tun, der sich vorwiegend von Bier, Bockwurst und Bohnensuppe aus der Dose ernährt. Die Exkremente eines gesunden, wohlhabenden, sich bewusst ernährenden Bürgers einer Industrienation unterscheiden sich gewaltig von denen eines Menschen aus einem Entwicklungsland, der an Cholera oder Dysenterie erkrankt ist. Selbst die braune Farbe, die als typisches äußeres Merkmal der Scheiße gilt, ist kein unveränderliches Kennzeichen: Hat man Blaubeeren gegessen, kann der Stuhl eine schwarze Färbung annehmen, Salmonellen können ihn grünlich erscheinen lassen, nach der Einnahme von Röntgenkontrastmittel oder bei gewissen Lebererkrankungen kann er sogar beinahe weiß sein.

Nun könnte man einwenden, dass den verschiedenen Formen der Scheiße, bei allen durch den Stoffwechsel, die gesundheitliche Konstitution und die Ernährung bedingten Unterschieden, doch immerhin gemein ist, dass sie mit starken sozialen Stigmata belegt sind: Scheiße stinkt, sie erregt Ekel, sie ist nicht zum Verzehr geeignet, sie gilt als unrein. Dies lässt allerdings außer Acht, dass Kategorien wie Ekel und Unreinheit keine anthropologischen Konstanten, sondern kulturell bedingt und daher veränderbar sind. Viele Kleinkinder spielen während der analen Phase durchaus interessiert und lustvoll mit den eigenen Exkrementen. Der Gastroenterologe, der die Stuhlprobe eines kranken Patienten untersucht, wird vor der Substanz unter seinem Mikroskop vermutlich keinen Ekel empfinden. Bis in die Neuzeit waren Exkremente zudem ein wichtiger Bestandteil der sogenannten Dreck-Apotheke: Sie galten als Allheilmittel gegen die verschiedensten Beschwerden, von Nasenbluten bis zur Krebserkrankung.

Noch vertrackter wird es, wenn man auch die Tierwelt und die dort anfallenden Fäkalien in Betracht zieht. Ein Jäger, der nach langer Pirsch auf die Exkremente eines von ihm verfolgten Wildtieres stößt, wird sich nicht angeekelt von diesen abwenden, sondern sucht vermutlich ganz im Gegenteil erfreut nach mehr. Und wie ist es mit jenen Kaffeebohnen, die unter dem Namen Kopi Luwak verkauft werden, und die als die teuersten Bohnen der Welt gelten? Dieser ‹Palmkatzen-Kaffee› erfährt seine Veredelung erst dadurch, dass er einmal durch den Darm des Fleckenmusangs, einer in Südostasien beheimateten Schleichkatzen-Art mit einer Vorliebe für Kaffeekirschen, gewandert und angedaut wieder ausgeschieden worden ist. Die Verdauungsenzyme und die Magensäure der Katzen verleihen den Bohnen erst jene besondere Note, die westliche Kaffeeliebhaber so schätzen, und für die sie bis zu 1000 Euro pro Kilo zu bezahlen bereit sind. Scheiße, zumindest Fleckenmusangscheiße oder immerhin ein erklecklicher Teil davon, gilt in diesem Fall also keineswegs als ekelhaft, sondern als kostbare Delikatesse.

Diese wenigen Beispiele mögen verdeutlichen, wie schwer es ist, beim Thema Fäkalien so etwas wie einen kleinsten gemeinsamen Nenner zu finden: also die Kot-heit, das Wesen der Scheiße zu bestimmen. Diese epistemologische Unschärfe spiegelt sich auch in den verschiedenen Bezeichnungen wider, welche für die dunkle Materie existieren. In seinem Epos über die heldenhaften Taten von *Gargantua und Pantagruel* berichtet der französische Renaissancedichter François Rabelais etwa, wie Panurge – ein Halunke, Säufer und der beste Freund des edlen Pantagruel – während einer Seereise im Dunkel des Schiffsbauchs einen Kater für den leibhaftigen Teufel hält. Zähneklappernd, im flatternden, fleckigen Hemd stolpert er aus dem Unterdeck und sucht geistlichen Beistand bei einem Mönch. Diesem sticht, kaum dass Panurge sich ihm auf ein paar Schritte genähert hat, «ein Geruch in die Nase, der nicht vom Pulverdampf herrührte» – und in der Tat, als er Panurge eingehender betrachtet, wird er gewahr, dass dessen Hemd «ganz schmierig und frisch bekackt war». Lachend macht der Mönch seinen Reisebegleiter auf den Lapsus aufmerksam; doch da Panurge nicht nur ein Hasenfuß, sondern auch sehr sensibel ist, weist er jeden Verdacht, er habe vor Angst die Kontrolle über seinen Schließmuskel verloren, weit von sich: «Nennt ihr es ruhig Driete, Kot, Kacke, Scheiße, Dreckmist, Ausscheidung, fäkalischen Stoff, Exkrement, Senf, Losung, Jauche, Gewöll, Köttel, Hartwurst und Rosinen. Ich glaub, es ist hibernischer Saffran. Ho ho hi! Hibernischer Saffran ist's. Sela. Auf, getrunken!»

Natürlich kann Panurge, so sehr er sich auch bemüht, die Tatsache, dass er sich in die Hosen gemacht hat, nicht wegreden; auch wenn der Mönch seiner Aufforderung Folge leisten und umgehend mit ihm bechern sollte, wird aus der übelriechenden Substanz in seinen Hosen doch nie und nimmer irischer Safran werden, also ein überaus kostbares und wohlriechendes Gewürz (so dieses denn überhaupt existiert und nicht ebenfalls Panurges Phantasie entsprungen ist). Dennoch weist Panurges umfängliche Liste mit möglichen Bezeichnungen für das, was er da in der Hose hat, auf zwei interessante Tatsachen hin: Erstens gibt es offensichtlich eine kaum überschaubare Anzahl von Begriffen, mit denen das Produkt unserer Darmtätigkeit be- und umschrieben werden kann; Eskimos mögen, einem vielzitierten Klischee zufolge, 100 verschiedene Wörter für Schnee haben – wir haben vermutlich ebenso viele Wörter für Scheiße. Und zweitens bestimmt die Bezeichnung, die wir aus diesem Katalog auswählen, ganz maßgeblich die Art und Weise, wie das Produkt unserer Darmtätigkeit wahrgenommen und bewertet wird. (Wenn im vorangegangenen Satz zum Beispiel gewunden von dem «Produkt unserer Darmtätigkeit» die Rede ist, so geschieht dies im Bemühen um einen möglichst wertneutralen Begriff.)

Natürlich ist unsere Wahrnehmung der Welt stets durch die sprachlichen Zeichen geprägt, die uns zu ihrer Benennung zur Verfügung stehen. Doch was für die Welt im Allgemeinen gilt, das scheint in ganz besonderem Maß für die Scheiße zu gelten: Sie ist in höchstem Grade diskursiv konstruiert. Die jeweilige Bezeichnung bestimmt, ob es sich bei der fraglichen Substanz um etwas Ekelerregendes und Vulgäres handelt («Kacke, Scheiße, Dreckmist»), um ein Objekt der medizinischen oder naturwissenschaftlichen Betrachtung («Ausscheidung, fäkalischer Stoff, Exkrement»), um die Hinterlassenschaft eines Wildtieres («Losung»), um wertvolles Düngemittel («Gülle») oder gar um das Lustobjekt eines vom sexuellen Mainstream abweichenden Charakters («Hartwurst und Rosinen»). Die Bezeichnung verändert gewissermaßen das Wesen der Exkremente; oder, wie man in Anlehnung an ein berühmtes Diktum des französischen Philosophen Jacques Derrida sagen könnte: Es gibt keine Scheiße außerhalb des Textes.

Wenn es um die Exkremente von Kindern geht, sind die Begriffe, die wir verwenden, naturgemäß noch recht unschuldig und rein: Die ersten Ausscheidungen eines Neugeborenen werden im medizinischen Fachjargon Mekonium genannt, umgangssprachlich bezeichnet man sie, aufgrund ihrer schwarzen Farbe und vergleichsweise zähen Konsistenz, als Kindspech oder, da das Mekonium in der Regel innerhalb der ersten zwei Tage nach der Geburt abgesondert wird und damit noch vor der traditionellen christlichen Taufe, als Heidendreck. Wenn das Kleinkind anfängt, seinen Ausscheidungsvorgang mehr oder minder erfolgreich zu kontrollieren, ahmt es gern den bei der Darmpresse entstehenden Kehlkopflaut nach und spricht von seinen Ausscheidungen daher als A-a oder Kaka. Bei Letzterem handelt es sich um ein sehr altes lautmalerisches Wort, das, vermutlich dank seines unmittelbar verständlichen Charakters, in zahlreichen Sprachen vorkommt: Schon die alten Griechen benutzten das Verb *kakkáo*, die Römer sprachen von *cacare*, die Kelten von *cacha*. Eltern, denen das Wort Kaka beziehungsweise Kacke zu derb ist, sagen bisweilen, ihr Kind habe einen Stinker gemacht, und prägen so, bewusst oder unbewusst, die kindliche Wahrnehmung der Scheiße als Inbegriff der übelriechenden Substanz. Andere bedienen sich einer ganz und gar wertneutralen Umschreibung, welche in den vergangenen Jahren aus dem englischen Sprachraum entlehnt wurde, und bezeichnen das, was bei ihrem Kind in flüssiger beziehungsweise fester Form unten austritt, als Nummer eins und Nummer zwei. Menschen, die so puritanisch erzogen wurden, verrichten im Erwachsenenalter vermutlich ihre Notdurft, oder sie bedienen sich schlimmstenfalls jener beiden Wörter, welche die Luther-Bibel für Exkremente kennt: nämlich Kot und Dreck. Einem Arzt gegenüber werden wohl die meisten Menschen die Bezeichnung Stuhlgang oder Stuhl verwenden; sie rührt daher, dass Menschen der oberen Schichten ihr Geschäft früher auf dem sogenannten Leibstuhl zu verrichten pflegten, einem Sitzmöbel mit eingebautem Nachttopf. Der Arzt selbst wiederum dürfte sich im Gespräch mit Kollegen eines altsprachlichen Lehnworts bedienen und von Exkrementen oder Fäzes sprechen.

Neben diesen Begriffen existiert eine Unzahl euphemistisch-scherzhafter Umschreibungen, deren Gebrauch stark von der Konsistenz der Scheiße oder dem Kontext ihrer Hervorbringung abhängig ist: Ist sie wohlgeformt, länglich und in sich geschlossen, bezeichnet man sie als Wurst. Wenn bei einem Leibwind neben den üblichen Darmgasen auch feste Bestandteile in die Hose gehen, sagt man, es sei etwas Land mitgekommen. Touristen, die sich im außereuropäischen Ausland den Darm verderben, bekommen keinen profanen Durchfall oder Dünnpfiff, sondern in Lateinamerika Montezumas Rache, in Ägypten den Fluch des Pharao, und wenn sie sich in Indien befinden, haben sie einen *Delhi belly*. Menschen, die durch fremde Exkremente sexuell erregt werden, bezeichnen das Objekt ihrer Begierde bisweilen euphemistisch als Kaviar. Besonders verhüllend waren die Umschreibungen in der frühneuzeitlichen Volksmedizin, wenn Ausscheidungen als Arzneimittel zum Einsatz kommen sollten: Die Rezepte wählten dann meist phantasievolle lateinische Namen wie *carbon humanum* (‹menschliche Kohle›), *oletum* (‹das Riechende›), *musc occidental* (‹abendländischer Moschus›) oder *zibethum* – eigentlich der Name für das Sekret der Zibetkatze, welches in der Parfümherstellung Verwendung findet.

Anders als die meisten dieser Begriffe hat das Wort Scheiße keinen besonderen Mehrwert: Es sagt nichts aus über das Alter des Defäkierenden, nichts über den Ort oder die Art der Defäkation, nichts über die Konsistenz der Ausscheidungen oder wozu sie möglicherweise gebraucht werden könnten. Begriffe wie Mist, Jauche, Gülle oder Odel betonen den stickstoffreichen, nährenden Charakter der Ausscheidungen. Wörter wie Stuhlgang, Fäzes und Exkremente weisen darauf hin, dass sie in der medizinischen Diagnostik wertvolle Hinweise liefern können. Die Losung weist dem Jäger den Weg zum Aufenthaltsort eines Wildtieres, der Kaviar bereitet einem sexuell devianten Menschen Vergnügen. All diese Begriffe bezeichnen weitaus mehr als bloß ein reines Endprodukt der Darmtätigkeit, das so schmerzlos wie möglich ausgeschieden und so schnell wie möglich entsorgt werden sollte. Der Begriff Scheiße hingegen weist kaum über die Scheiße hinaus: Er betont allenfalls die absolute Wertlosigkeit der fraglichen Substanz, ihre vollendete Negativität. Das Scheißen gilt entsprechend als Inbegriff der sinn- und nutzlosen Tätigkeit: Hausangestellte mussten früher die Stunden, die sie während ihrer Dienstzeit auf dem Klo verbracht hatten, nach dem offiziellen Ende des Anstellungsverhältnisses als sogenannte *scheisztage* abarbeiten. Und wenn sich jemand in Österreich durch leeres Gerede hervortut, weist man ihn bis heute gern darauf hin, dass er sich auch anderweitig unproduktiv betätigen könne: Geh schaaßen!

Auch und besonders wenn der Begriff Scheiße im übertragenen Sinn, also nicht in Bezug auf tatsächliche Ausscheidungen, sondern als Fluch oder Beschimpfung gebraucht wird, hebt er diesen Aspekt der Wertlosigkeit hervor. Er benennt eine Sache und streicht sie zugleich durch. Er verwandelt alle Gegenstände, Personen, Institutionen oder Vorgänge, auf die er angewendet wird, gewissermaßen in deren semantisches Exkrement. Dem Ding, das als Scheißding bezeichnet wird, ist sein symbolischer Wert entzogen – gerade so, wie ein Apfel nach erfolgter Verdauung einen Großteil seiner Nährstoffe eingebüßt hat. ‹Scheiße› ist das vielleicht stärkste verbale Minuszeichen, das die deutsche Sprache kennt.

Das war keineswegs immer so. Etymologisch lässt sich unser Wort Scheiße auf die indogermanische Wurzel **skei-d-* zurückführen, welche zunächst nichts weiter als ‹spalten› oder ‹trennen› bedeutete – unser neuhochdeutsches Wort scheiden entstammt derselben Wurzel; ebenso der Begriff Schisma für eine Kirchen- sowie der Begriff Schizophrenie für eine Bewusstseinsspaltung. Im ursprünglichen Sinn war Scheiße also nichts weiter als etwas, das vom Körper getrennt, von ihm abgespalten wurde. Diese neutrale Bewertung zeigt sich noch in unserem – mit dem als ungleich vulgärer geltenden Wort Scheiße also ursprünglich verwandten – Begriff der Ausscheidungen.

Doch auch nachdem sich die Bedeutung des Wortes *schîze* im Mittelhochdeutschen auf das Endprodukt der Darmtätigkeit verengt hatte, besaß der Begriff zunächst meist noch keinen obszönen Beiklang, sondern bezeichnete lediglich den Durchfall – diese Bedeutung lebt noch heute in der umgangssprachlichen Wendung, dieser oder jener habe die Scheißerei, fort (auf Englisch sagt man entsprechend, jemand habe *the shits*). Als Martin Luther jedoch Anfang des 16. Jahrhunderts die Bibel ins Deutsche übersetzte und damit maßgeblich zur Entwicklung des Neuhochdeutschen beitrug, hatte das Verb scheißen in all seinen Beugungsformen bereits einen negativen Beigeschmack: Wenn der Reformator etwa in einer seiner Tischreden beklagte, die einstmals so große und herrliche Stadt Rom sei «nun zerrissen, und der Teufel hat den Papst, seinen Dreck, darauf geschissen», meinte er damit natürlich nicht, dass der alte Widersacher sich am Verzehr des Kirchenoberhaupts den Magen verdorben und deswegen Durchfall bekommen habe, sondern tat relativ unzweideutig seine Ablehnung für den Katholizismus kund. Antikatholische Abbildungen wie jener 1545 unter Luthers Namen veröffentlichte Kupferstich, der die Geburt des Heiligen Vaters aus dem Hintern eines Höllenmonsters darstellt,

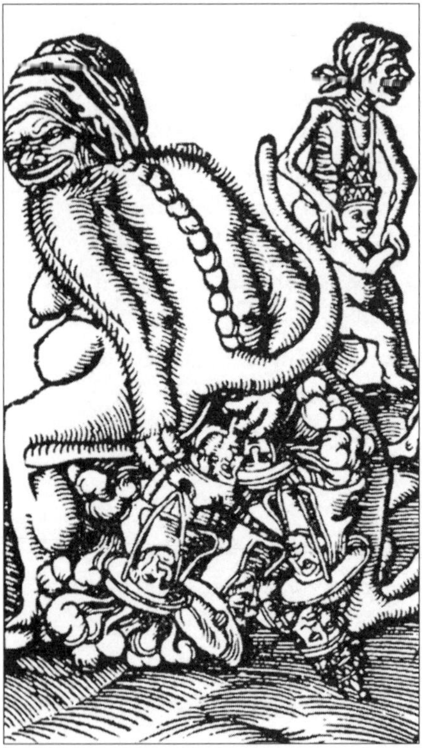

3 Lucas Cranach, Die Geburt des Papsttums (1545)

bekräftigen jene metaphorische Gleichsetzung, die Luther in seiner Tischrede vornahm: Der Papst ist Scheiße. Und nicht nur das: Er ist die Scheiße des Teufels (Abbildung 3).

Dass der Vorwurf, man habe eine wie auch immer geartete Verbindung mit dem Teufel, für einen kirchlichen Würdenträger eine Beleidigung darstellt, ist klar – dass dieser Vorwurf aber in verletzender Absicht mit dem Begriff der Scheiße verbunden wird, ist nicht so selbstverständlich, setzt dies doch voraus, dass man die Darmtätigkeit und deren Resultat als etwas Anstößiges, Schlechtes betrachtet. Denn damit ein Wort oder Wortfeld überhaupt beleidigend wirken kann, muss es natürlich negativ besetzt sein: Ein

Mensch, der Hunde liebt, wird den Ausruf ‹Du Hund!› schwerlich als Schimpfwort gebrauchen; unter Hindus, die Kühe bekanntlich als heilige Wesen verehren, dürften Beschimpfungen wie ‹Rindvieh› oder ‹Hornochse› durchaus unüblich sein. Normalerweise wird gegen das stärkste Tabu angeflucht, weshalb katholische Menschen tendenziell gotteslästerlich schimpfen, in protestantisch geprägten Ländern gerne anal oder genital geflucht wird, und in Kulturen mit starken Familienbanden bevorzugt die Mutter verunglimpft wird. Auf die Scheiße übertragen heißt das: In einer Gesellschaft, die dem Prozess der Defäkation noch vergleichsweise neutral gegenüberstand, dürfte auch der Vorwurf des Scheißens, des Scheißeseins oder des Geschissenwerdens wenig beleidigende Kraft gehabt haben.

Tatsächlich fand seit dem 16. Jahrhundert, also ungefähr zeitgleich mit der Entwicklung des Neuhochdeutschen, in Mitteleuropa eine deutliche Anhebung der Schamgrenzen statt. Waren die gesellschaftlichen Ge- und Verbote, die menschlichen Ausscheidungen betreffend, zuvor noch relativ gering gewesen, so wurde der Akt der Defäkation, wie der Soziologe Norbert Elias gezeigt hat, nun zunehmend intimisiert, privatisiert und mit Scham- und Peinlichkeitsgefühlen belegt. War es zum Beispiel am Braunschweiger Hof offenbar noch bis ins 16. Jahrhundert üblich gewesen, sich während des Essens einfach vor der Tür des Speisesaals oder wo immer einen der Stuhl- oder Harndrang überkam zu erleichtern, so verfügte die Braunschweigische Hofordnung von 1589 unmissverständlich, «dass niemand […] unter, nach oder vor den Mahlzeiten […] die Wendelsteine, Treppen, Gänge und Gemächer mit dem Urin oder anderm Unflath verunreinigen, sondern wegen solcher Nothdurft an gebührliche, verordnete Orte gehen» solle. Entsprechend galt es am Wernigeroder Hof gemäß der Hofordnung von 1570 mit einem Mal als unfein, «den Bauern gleich […] vor das Frauenzimmer, Hofstuben und andrer Gemach Thüren oder Fenster seine Nothdurft» zu verrichten. Dass dies schriftlich niedergelegt werden musste, weist darauf hin, dass ein solches Verhalten zuvor gang und gäbe gewesen sein muss und als nicht besonders anstößig galt.

In der frühen Neuzeit änderte sich dieses zwanglose Verhalten gegenüber der Scheiße. Die Defäkation wurde nun zunehmend aus dem öffentlichen Blickfeld verbannt: Aus der kollektiv genutzten Latrine beziehungsweise dem sogenannten *sprâchhûs* (wo man sich also während des Defäkierens unterhalten konnte) wurde das individuelle Privet oder heimliche Gemach und später das Klosett – ein Wort, welches von dem lateinischen Verb *claudere*, ‹abschließen›, kommt, und das eng mit den Begriffen Klause und Kloster verwandt ist. (Auch der Titel von Jean-Paul Sartres Theaterstück *Huis clos*, auf Deutsch *Geschlossene Gesellschaft*, gehört zu diesem etymologischen Stamm.) Der Name ist Programm: Um 1900 wurden in den Wohnungen des europäischen Bürgertums die Toiletten und Badezimmer erstmals mit von innen verriegelbaren Schlössern versehen.

Mit den Schamschwellen wuchs auch das Beleidigungspotential der dahinter aufgestauten ‹schmutzigen› Wörter: Jedes Schimpfwort ist schließlich nur so stark wie die moralischen Schranken, gegen die es sich richtet – nur wo Wert auf Reinheit gelegt wird, kann auch etwas als schmutzig gelten. Wie die Sozialanthropologin Mary Douglas gezeigt hat, gibt es nämlich überhaupt keinen Schmutz an sich, sondern dieser existiert immer nur in Abhängigkeit von gesellschaftlich definierten Grenzen: In Kulturen, in denen besonders großer Wert auf Sauberkeit gelegt wird, ist die Gefahr der (sprachlichen oder tatsächlichen) Verunreinigung daher entsprechend größer.

Mit den stetig wachsenden hygienischen Ansprüchen der Moderne – als deren vorläufige Höhepunkte Erfindungen wie das feuchte Toilettenpapier, die Einwegwindel mit Superabsorber und auslaufsicheren Beinbündchen oder der WC-Geruchskiller mit

Meeresbrisearoma gelten dürfen – avancierte der Ausdruck Scheiße im Neuhochdeutschen zum wohl populärsten deutschsprachigen Schimpfwort. Selbst Menschen, die sonst kein Deutsch sprechen, sind häufig mit ihm vertraut: Neben Autobahn, Bratwurst und Wienerschnitzel ist Scheiße das vielleicht bekannteste Wort der deutschen Sprache – ja möglicherweise ist es sogar der Inbegriff der deutschen Sprache schlechthin.

Schon die Schreibweise des Wortes ist, wenn man so will, typisch deutsch: Der auffällige Trigraph *sch* für den Zischlaut am Anfang (anstatt etwa eines *sh* wie im Englischen, eines *ch* wie im Französischen oder eines *š* wie in vielen slawischen Sprachen) – der darauffolgende Diphthong *ei* – schließlich der nur in der deutschen Schriftsprache vorkommende Buchstabe *ß* – eigentlich fehlt nur noch ein Umlaut am Schluss, um das Wort zur perfekten Parodie auf die Idiosynkrasien der deutschen Rechtschreibung zu machen: Scheißä. Auch ausgesprochen hört sich das Wort, mit seinen beiden stimmlosen, zischenden Reibelauten [ʃ] und [s], hinreichend teutonisch an, um im Ausland jederzeit als deutsches Wort erkannt zu werden. Kein Wunder, dass der englische Journalist Roger Boyes seinen in Buchform erschienenen Erfahrungsbericht über den mutigen Selbstversuch, ein Jahr in Deutschland zu verbringen, mit *A Year in the Scheisse* betitelte.

Obwohl Begriffe wie Scheiße, Scheißer, scheißen oder geschissen in der deutschen Sprache also seit Hunderten von Jahren gang und gäbe sind, ist ihr Gebrauch doch in bestimmten Redesituationen immer noch mit einem Tabu belegt: Erwachsene werden sie zwar im Freundeskreis oder unter Kollegen zwanglos verwenden, nicht aber gegenüber Vorgesetzten oder in Anwesenheit ihrer Kinder. Kinder werden sie zwar untereinander gebrauchen, nicht aber in Gegenwart ihrer Lehrer, welche ihrerseits nur im Lehrerzimmer unmissverständliche Worte dafür finden werden, wie scheiße ihre Schüler heute mal wieder vorbereitet waren oder sich benommen haben.

Nicht nur zur Bezeichnung des tatsächlichen körperlichen Exkrements, auch zur Umschreibung oder Vermeidung des im übertragenen Sinn verwendeten Fluchworts Scheiße existieren daher für solche und ähnliche Sprechsituationen verschiedene Euphemismen. Es kann sich hierbei, erstens, um Fremdwörter wie *shit* oder *merde* handeln, welche durch die sprachliche Distanz auch die Anstößigkeit des Gesagten in größere Ferne rücken sollen – so wie es manchen Menschen ja auch leichter fällt, ‹I love you› zu sagen, zu singen oder zu smsen als das allzu nahe und vertraute ‹Ich liebe dich›. Die wohl größte euphemistische Verrenkung vollbrachte in dieser Hinsicht wohl der Priester Florian Abrahamowicz von der erzkonservativen Pius-Bruderschaft, als er im Frühjahr 2009 das von ihm als zu progressiv empfundene Zweite Vatikanische Konzil als *Cloaca maxima* geißelte. Natürlich bezeichnet dieser Ausdruck zunächst einmal jenes unterirdische Abwassersystem, das vom Forum Romanum in den Tiber führt, und welches traditionell als Zeichen für die zivilisatorische Größe des antiken Rom gilt. Was der Priester mit dem vornehmen lateinischen Begriff zum Ausdruck bringen wollte, war aber natürlich etwas ganz anderes: Das Zweite Vatikanische Konzil ist großer Scheiß.

Die zweite Möglichkeit der sprachlichen Verschleierung besteht darin, ein Wort zu wählen, das dem Wort Scheiße vor allem im Anlaut klanglich nahekommt, dann aber doch noch in letzter Sekunde die semantische Kurve kriegt und in einem unverfänglichen Substantiv endet: also zum Beispiel Scheibenkleister, Scheibe, Schande oder schade – in der Regel werden diese Wörter mit einem langen *sch* ausgesprochen, so als könnte man sich nicht zur Aussprache des ‹wahren Wortes› durchringen und entschließe sich daher in letzter Sekunde zu einer harmloseren Alternative. Der berlinerische Kinderreim

Mein Hut, der wi-wa-weiße,
Fiel in die Schi-Scha-
Schad ja nischt
Wird ja wieder abjewischt

führt dieses Prinzip der Last-minute-Besinnung auf besonders virtuose Weise vor, baut er doch durch das Reimwort «weiße» eine klare Erwartungshaltung auf, wie das *Sch*-Wort enden muss – und macht dann diese drei Buchstaben kurzerhand zum Ausgangspunkt für einen neuen Reim, der zudem eine Lösung für das diskret verschwiegene Problem anbietet: «Wird ja wieder abjewischt.» Was? Auch wenn das böse Wort nie ausgesprochen wird, hat natürlich jeder Zuhörer längst begriffen, worum es geht.

Ähnlich wird in spanischsprachigen Ländern das Wort *mierda* bisweilen durch den harmloseren Ausdruck *miércoles*, ‹Mittwoch›, ersetzt. Für das Französische prägte der Dichter Alfred Jarry entsprechend das Kunstwort *merdre* (statt *merde*): In seinem Theaterstück *Ubu Roi* aus dem Jahr 1896 stellt es die erste verbale Äußerung des Titelhelden dar und wird von diesem im Verlauf des Stücks insgesamt 32-mal wiederholt; in deutschen Übersetzungen wird der Begriff meist durch ‹Schreiße› oder ‹Scheitze› wiedergegeben. In der vermeintlichen Verhüllung des anstößigen Wortes steckt freilich eine besondere Pointe: Indem Jarry seinen wackeren König immer nur *merdre* sagen ließ, nie aber das abseits der französischen Bühnen gängige Fluchwort, machte er sich scheinbar moralisch unantastbar: Kein Mensch auf der Bühne hatte jemals *merde* gesagt! Zugleich ließ er den Vorwurf, er habe ein fäkalsprachliches Stück geschrieben, in gewisser Weise auf das Publikum zurückfallen: Wenn irgendjemand *merdre* hörte, aber *merde* verstand, dann ja nur, weil er mit diesem Wort sowieso bereits vertraut war; der sprachliche Schmutz ging also ganz und gar auf die Kappe des empörten Betrachters. Tatsächlich wussten sich viele Besucher der Uraufführung nicht anders zu helfen, als auf die Provokation ebenfalls mit *merde*, *merdre* oder gar *mangre* (‹Friss Schreiße!›) zu antworten – ein Teufelskreis: In demselben Maße, in dem schmutzige Wörter Empörung hervorzurufen vermögen, reproduzieren sie sich selber. Man kann seiner Empörung über sie nur Luft machen, indem man sie wiederholt.

Nicht zuletzt wies Jarrys Gebrauch des Wortes *merdre* aber auch auf ein Paradox hin, das alle euphemistischen Umschreibungen von Wörtern wie Scheiße oder *merde* betrifft: Indem man sich die Mühe macht, für den verfemten Begriff eine anderslautende Entsprechung zu suchen, weist man umso deutlicher darauf hin, dass das substituierte (und von den Zuhörern oder Gesprächspartnern ja doch erkannte) Wort zu vermeiden und ergo besonders schmutzig ist. Indem man seine Mitmenschen dazu bringt, das Wort gewissermaßen zu übersetzen (*merdre* > *merde*, Scheibenkleister > Scheiße), hält man die Erinnerung an das verbotene Wort und sein Beleidigungspotential überhaupt erst wach. Dies gilt umso mehr, wenn das Wort hinter seinem euphemistischen Schleier immer noch überdeutlich zu erkennen ist: Wie der Wolf im Märchen, der zur Tarnung nichts weiter als ein blumenbesetztes Hütchen aufgesetzt hat, macht es durch die Verkleidung allererst auf sich und seinen anstößigen Charakter aufmerksam. Wären der Wolf beziehungsweise das Wort nicht so böse, müssten sie sich ja nicht verstecken.

Viele Zeugen der Uraufführung von Jarrys *Ubu Roi* entzogen sich kurzerhand diesem Dilemma und umschrieben das Wort *merdre* in Berichten und Zeitungskritiken nur dunkel als *le mot*, ‹das Wort›; eine Freundin Jarrys, die Schriftstellerin Rachilde, bezeichnete es gar als ‹das magische Wort›. Diese Lösung stellt schließlich die dritte und wohl radikalste Möglichkeit der sprachlichen Verhüllung des Wortes Scheiße (beziehungsweise *merde* oder *shit*) dar: Es wird weder in eine Fremdsprache übertragen noch durch Hinzufügung neuer Silben oder Weglassung von Buchstaben umgedichtet, sondern schlicht durch eine meta-sprachliche Umschreibung ersetzt: das Wort – das S-Wort – das schmutzige Wort (wie in dem Satz ‹Ich will, dass du dieses schmutzige Wort nie wieder in den Mund nimmst!›). Auf Französisch auch: *le mot de Cambronne* – nach Pierre Cambronne, einem General Napoleons, der nach der Schlacht von Waterloo die Aufforderung eines englischen Generals zur Kapitulation mit dem Ausruf *merde!* quittiert haben soll.

Euphemismen wie Scheibenkleister, Schande oder *Cloaca maxima* tragen einer paradoxen Situation Rechnung: Der Fluchende will gleichzeitig Scheiße sagen, und er will es doch nicht sagen. Er will, dass seine Äußerung als drastischer Fluch verstanden wird – er will aber nicht das Missfallen oder die sozialen Sanktionen erleiden, die mit der Verwendung des Wortes Scheiße üblicherweise einhergehen. In gewisser Weise sagt er etwas, das eigentlich nur schriftlich darzustellen ist, nämlich ~~Scheiße~~.

Damit verhält sich der Fluchende in gewisser Weise wie einer jener Gläubigen, die von ihrem Gott sprechen, aber seinen Namen aus Ehrfurcht nicht laut aussprechen wollen: Euphemistische Umschreibungen für die anale Zone und deren Produkte sind dem Philosophen Hermann Schmitz zufolge nichts weiter als ein «säkularisiertes Seitenstück zur Verbergung des Gottes- und Teufelsnamens bei Juden und Christen». Gläubige Juden bezeichnen Gott, da die Aussprache des Wortes YHWH ihnen als Blasphemie gilt, im Gebet häufig als *Adonai* (‹mein Herr›). Im alltäglichen Gespräch verwenden sie die Bezeichnung *Haschem* (‹der Name›), oder sie fügen einzelne Laute in biblische Gottesnamen ein, um sie von den in liturgischen Zusammenhängen verwendeten Namen zu unterscheiden, und sagen zum Beispiel *Elokim* statt *Elohim*.

Das Christentum kennt entsprechend Metonymien wie Derdaoben, Allmächtiger! oder Grundgütiger!, welche auf bestimmte Eigenschaften Gottes hinweisen, ohne ihn aber explizit zu nennen. Darüber hinaus existieren auch zahlreiche sprachliche Verkürzungen wie Herrje! und oje! (statt Herr Jesus! beziehungsweise o Jesus!), Sakra! (statt Sakrament!) oder Zefix! (statt Kruzifix!), deren

Ursprung in einem religiösen Diskurs manchen Sprechern gar nicht mehr geläufig sein dürfte. Auch diese Begriffe werden, wie *Haschem* oder *Elokim*, meist nicht in liturgischen Zusammenhängen verwendet, sondern im Alltag, und hier vor allem in Flüchen oder als Ausdruck des Bedauerns – in Sprechsituationen also, in denen man, wie das dritte Gebot fordert, «den Namen des HERRN [...] nicht missbrauchen» soll. Ähnliche euphemistische Umschreibungen gibt es für den Teufel, vermutlich weil man fürchtete, ihn durch die Nennung seines Namens versehentlich herbeizurufen: der Höllenfürst. Der Altböse Feind. Der Versucher.

Diese Parallele zwischen fäkalsprachlichen und religiösen Begriffen weist auf eine bemerkenswerte Tatsache hin: Wörter wie Scheiße, Arsch etc. haben offenbar eine unheimliche, ja wenn man so will: eine geradezu göttliche (oder auch teuflische) Macht. Nicht umsonst bezeichnet man sie auch als Kraftwörter: ein Begriff, der unterstellt, dass es sich bei ihnen nicht bloß um arbiträre sprachliche Zeichen handelt, welche eine rein symbolische Beziehung zu ihrem Referenten in der wirklichen Welt unterhalten, sondern dass diese Wörter eine besonders innige Beziehung zur Realität haben – ein Sprachphilosoph würde sagen, dass sie in besonderem Maße performativ sind. Besorgte Eltern oder Lehrer, die ihren Zöglingen den Gebrauch des Wortes Scheiße abgewöhnen wollen, verkünden daher gerne, das, was der böse Bub oder das ungezogene Mädchen da gerade in den Mund genommen habe, würden sie nicht mal mit der Hand anfassen. Und auf sprachliche Reinheit bedachte Erzieher, vor allem in den USA, gehen manchmal so weit, ihrem Nachwuchs nach der Verwendung von Fäkalwörtern den Mund mit Seife auszuwaschen. Solche pädagogischen Reinigungsmaßnahmen unterstellen eine Wesensgleichheit von Wort und Sache, eine Identität von ‹Scheiße› und Scheiße, von der selbst die meisten Vierjährigen wissen, dass sie nicht existiert. Inzwischen sind solche drastischen disziplinarischen Schritte denn auch juristisch umstritten: 2004 wurde eine Grundschullehrerin aus Rochester im Staate

New York vom Dienst suspendiert, weil sie einem ihrer Schüler den Mund mit Handseife ausgespült hatte. Und 2009 wurde eine Mutter aus Florida verhaftet, nachdem sie ihrer Tochter ein Stück Seife zwischen die Zähne geklemmt hatte, so dass diese sich übergeben musste.

Dass Sprache und Wirklichkeit in einer rein arbiträren Beziehung zueinander stehen, wusste schon der heilige Augustinus: Der frühmittelalterliche Kirchenvater argumentierte, dass das Wort *coenum* (‹Kot›) keinen Anstoß erregen könne, ja dass es sogar ungleich edler sei als die von ihm bezeichnete Sache, da man es durch den Austausch eines einzigen Buchstabens in das lateinische Wort für ‹Himmel›, *coelum,* verwandeln könne. Hier schwingt bereits ein Wissen um die besondere Beziehung zwischen dem Höchsten und dem Niedrigsten, zwischen Transzendenz und Exkremenz mit, das uns weiter unten, im Kapitel «Gott ist Kot», noch ausführlicher beschäftigen wird.

Auch der Begründer der modernen Psychoanalyse, Sigmund Freud, glaubte selbstverständlich nicht an eine Wesensgleichheit von Wort und Sache, sprach den schmutzigen Kraftwörtern aber doch gewissermaßen sprachmagische Macht zu: Durch das Aussprechen obszöner Worte, so Freud, zwinge der Sprecher «die angegriffene Person zur Vorstellung des betreffenden Körperteils oder der Verrichtung». «Das Aussprechen der Zote», sekundierte sein Schüler Sándor Ferenczi, «zeigt also in erhöhtem Maße [...] die Herkunft *jeder Rede* aus einer unterlassenen Handlung.» Mit anderen Worten: ‹Scheiße› ist nicht gerade identisch mit Scheiße, evoziert aber doch ersatzweise das Bild eines dampfenden Haufens vor dem geistigen Auge des Zuhörers. Wer sagt, dass er auf etwas oder jemanden scheiße, der vollzieht verbal, was er in Wirklichkeit gerne täte und in einer weniger zivilisierten Gesellschaft vielleicht auch tun würde.

Wenn wir dem französischen Philosophen Roland Barthes folgen wollen, verhält es sich allerdings gerade umgekehrt: Für ihn sind Sprache und Wirklichkeit – und zwar vor allem dann, wenn die gewählten Wörter besonders ‹schmutzig› oder ‹obszön› sind – geradezu «voneinander *abgeschnitten*». Der Schriftsteller, so Barthes, könne seine Leser munter mit Scheiße überschütten, doch diese bekämen letzten Endes «nichts davon ab, nur das abstrakte Zeichen von etwas Unangenehmem». Die Sprache habe nämlich «die Fähigkeit, das Wirkliche zu negieren, zu vergessen und aufzulösen» – und zwar in ebenjenem Maße, in dem sie Unwirkliches beschreibt: also Dinge und Szenen, die eben nur in der Literatur, in Witzen, Zoten oder Metaphern möglich oder zumindest üblich sind. Um ein Beispiel zu nennen: Die Redewendung ‹x scheiße auf y› ist zwar schon seit vielen Jahrhunderten bezeugt. Der revolutionäre Bauernführer Thomas Müntzer schiss Luther zufolge auf Gott, Wolfgang Amadeus Mozart nach eigener Aussage auf den Erzbischof von Salzburg, und der Rapper Eminem, wie er in dem Song «Shit on You» beteuert, auf alle seine Widersacher. Dennoch sind nur sehr wenige Fälle belegt, in denen x sich tatsächlich die Hosen herunterzog und auf y defäkierte. Täglich werden im deutschsprachigen Raum vermutlich Millionen von Menschen, Filmen, Büchern, Bildern, Mahlzeiten als Scheiße beschimpft, und nichts und niemand davon besitzt irgendwelche Ähnlichkeiten mit dem Produkt unserer Verdauung.

Insofern sind die meisten Flüche, Beschimpfungen und Obszönitäten, die sich um das Wort Scheiße ranken, im Grunde bedeutungsleer und können nicht ernsthaft als Beleidigung aufgefasst werden. Scheiße, so könnte man sagen, ist eines der unschuldigsten Wörter, die es in der deutschen Sprache gibt: ein Begriff, der wirklich *alles* bezeichnen kann – und deshalb *nichts* bedeutet. Oder wie der Dichter Hans Magnus Enzensberger in der wohl wortmächtigsten Apologie unserer Ausscheidungen, dem Gedicht «Die Scheiße», beklagt:

Immerzu höre ich von ihr reden
als wär sie an allem schuld.
Seht nur, wie sanft und bescheiden
sie unter uns Platz nimmt!
Warum besudeln wir denn
ihren guten Namen
und leihen ihn
dem Präsidenten der USA,
den Bullen, dem Krieg
und dem Kapitalismus?

Die Scheiße selbst ist also ohne Fehl und Tadel – erst durch die assoziative Verbindung mit all jenen, für deren Beschimpfung sie herhalten muss, wird ihr guter Name besudelt. Die Scheiße selbst ist porentief rein – erst der moralische Dreck der Regierenden, der Polizei, des politischen und ökonomischen Systems macht sie schmutzig.

Wenn im Folgenden also nicht nur von Fäkalien, Exkrementen, Ausscheidungen oder hibernischem Safran die Rede ist, sondern immer wieder ganz unverblümt von der Scheiße, dann geschieht das in diesem ganz und gar unschuldigen, sauberen Sinn. Und wenn eine solch wertneutrale Verwendung des Wortes Scheiße den Begriff nicht von all jenen negativen Konnotationen reinzuwaschen vermag, die sich im Lauf des letzten halben Jahrtausends an ihm abgelagert haben, können wir uns immer noch mit einem Ausspruch von Roland Barthes trösten – einem Satz, dessen unumstößlichen Wahrheitsgehalt wir jederzeit durch Schnuppern an diesem Buch verifizieren können: «Geschrieben stinkt Scheiße nicht.»

Ich war's nicht

In schriftlicher Form ist Scheiße also geruchlos – wie aber verhält es sich mit der richtigen Scheiße, mit jener dunklen Materie, die aus unserem Darmausgang kommt? Die meisten Menschen würden wohl ohne Zögern der Aussage zustimmen, dass diese sehr wohl stinke, ja dass es kaum einen übleren Geruch gibt als den eines dampfenden Scheißhaufens. Die Tatsache, dass unsere Nase in aller Regel der einzige Nahsinn ist, mittels dessen wir überhaupt mit der Scheiße in Kontakt treten, mag dazu beitragen, dass wir sie vor allem mit ihrem Gestank identifizieren. Wir wissen nicht, wie sie sich anfühlt; wir wissen nicht, wie sie schmeckt; wir wissen aber sehr wohl und umso deutlicher, *dass* und *wie* sie riecht. Scheiße ist der Inbegriff des negativen Geruchs. Sie ist Die-Materie-die-stinkt, und als solche löst sie bei den meisten Menschen tiefempfundenen Abscheu aus: «Die Ekelempfindung», schreibt Sigmund Freud in seinem «Bruchstück einer Hysterie-Analyse», «scheint [...] ursprünglich die Reaktion auf den Geruch [...] der Exkremente zu sein.»

Chemisch betrachtet, sind für dieses intensive Aroma vor allem das in den Exkrementen enthaltene Skatol (nach griechisch *skatós*, ‹Kot›) und Indol verantwortlich, zwei Verbindungen, die beim Abbau der Aminosäure Tryptophan entstehen. Da Tryptophan vor allem in tierischem Eiweiß enthalten ist, riecht die Scheiße von Fleischfressern, wie die persönliche Erfahrung bestätigen mag, in der Regel intensiver als jene von Vegetariern.

Evolutionsbiologisch lässt sich die heftige Ablehnung des Fäkalgeruchs, ja das «Zurücktreten der Geruchsreize» allgemein, wie Freud argumentiert, aus der «Abwendung des Menschen von der Erde» herleiten, also aus der Entwicklung zum aufrechten Gang. Bevor der erste Urahn des Menschen, mutmaßlich der in Zentralafrika beheimatete *Sahelanthropus tchadensis*, sich vor circa sieben Millionen Jahren erfolgreich auf die Hinterbeine stellte, ohne sofort wieder umzufallen, liefen unsere Vorfahren, wie die heutigen Menschenaffen, bekanntlich vorwiegend auf allen vieren. Diese Körperhaltung brachte zum einen mit sich, dass unsere Vorväter und -mütter nicht so weit sehen konnten wie wir, zum anderen aber auch, dass sich Gesäß und Geschlechtsteile sozusagen auf Nasenhöhe befanden: Der Gesichtssinn hatte noch nicht die Bedeutung, die er beim modernen Menschen innehat – dafür war der Geruchssinn umso besser entwickelt.

Mit der Abwendung vom Boden und der damit einhergehenden Distanzierung von den Geschlechts- und Ausscheidungsorganen der Artgenossen wurden die Geruchsreize – und zwar vor allem jene, welche der unteren Rumpfgegend entspringen – in der Hierarchie der Sinneswahrnehmungen allerdings zunehmend entwertet: Der (Ur-)Mensch blickte beziehungsweise schnupperte fortan im wahrsten Sinne des Wortes auf sie hinab. Vor allem die Aromen von Menstruationsblut, Kot und Sperma, die ursprünglich eine wichtige psychische Funktion bei der Sexualerregung eingenommen hatten, ereilte Freud zufolge nun dasselbe Schicksal, das auch «die Götter einer überholten Kulturperiode» erleiden müssen: Sie wurden von ihrem sprichwörtlichen Sockel geholt und zu Dämonen degradiert. Sie galten nun als böse, als übelriechend – eben als stinkend.

Allerdings ereilte dieses Schicksal, wie Freud einschränkend anmerkt, nicht alle ‹niederen› Gerüche. Der «Geruch der eigenen Exkremente» zum Beispiel sei dem Menschen trotz aller Entwicklungsfortschritte kaum anstößig, sondern «immer nur der der Ausscheidungen des anderen». Wie alt das Wissen um diese anrüchige, im weiteren Sinne des Wortes narzisstische Vorliebe des Menschen ist, lässt sich daran ersehen, dass schon die alten Römer es in ein Sprichwort fassten: *stercus cuique suum bene olet*, ‹der eigene Kot riecht jedem wohl›. Oder freier, und so auch im Deutschen sprichwörtlich geworden: Eigene Fürze stinken nicht. Der französische Schriftsteller Michel de Montaigne ging im 16. Jahrhundert, in seinem Essai «Über die Gesprächs- und Diskussionskunst», sogar so weit, den Geruch der Eigenscheiße in den Rang des allgemeinmenschlichen Lieblingsaromas zu erheben: «Unser liebster Duft, was ist es? / Der Gestank des eignen Mistes!», dichtete er in Paraphrasierung des zu seiner Zeit offenbar weithin bekannten Bonmots. Montaigne benutzte diese Sentenz denn auch bereits im übertragenen Sinn: Er führte sie als warnenden Beleg dafür an, dass sich Argumente bei einem Streitgespräch leicht gegen ihren Urheber wenden lassen – merke dieser doch aufgrund der fehlenden Distanz zu sich und seinen Äußerungen möglicherweise nicht, dass die von ihm vorgebrachten Gedanken, um im Bild zu bleiben, Scheiße sind.

Der deutsche Schriftsteller Heinz Strunk schließlich gestaltete das Phänomen der Eigenkotliebe in seinem 2009 erschienenen Roman *Fleckenteufel* literarisch aus. Der jugendliche Erzähler des Romans wird gleich im ersten Kapitel, kurz nachdem er zwei Zigaretten geraucht hat, von heftigem «Arschdruck» heimgesucht, einem peinigenden Defäkationsdrang, der sich, bevor es zum erlösenden Stuhl im Kornfeld kommt, mit etlichen «Entlastungspupse[n]» ankündigt. «Ein stiller Kriecher» bahnt sich da seinen Weg, «mit dumpf-erdiger Blume, in die sich im Abgang eine beißende Note einschleicht. [...] Statt den Gestank wegzuwedeln, schiebe ich gleich noch einen hinterher [...]. Herrlich riecht das.» Die analen Ausdünstungen werden hier mit einer solchen Hingabe und Präzision beschrieben, als handle es sich nicht um Darmwinde, sondern um das Aroma eines edlen französischen Rotweins –

allerdings bezeichnenderweise nur so lange, wie der Erzähler allein ist und sie als Einziger riechen kann. Kaum betritt die Frau des örtlichen Kirchendieners die Szene, endet das narzisstisch-masturbatorische Stelldichein, und der Erzähler empfindet pflichtgemäß die Schamgefühle, die dem Erwachsenen für solche Fälle antrainiert worden sind.

Der Grund für diese tiefe Zuneigung zum Geruch der eigenen Ausscheidungen ist wohl in deren besonderem ontologischen Status zu suchen: In gewissem Sinne sind Exkremente ein Teil unserer selbst, eine Verlängerung unseres Körpers. In Kulturen, in denen Magie praktiziert wird, tut man daher gut daran, seine Exkremente (ebenso wie seine Haare, Fingernägel etc.) vor seinen Feinden zu schützen, existiert doch die Vorstellung, dass alles, was man der Scheiße eines anderen Menschen zufügt, auch auf deren Urheber übertragen werden kann – gerade so, als handle es sich bei einem Scheißhaufen um ein auf natürlichem Wege hergestelltes Voodoo-Püppchen. So wusste ein gewisser John F. Mann Ende des 19. Jahrhunderts zu berichten, dass die australischen Aborigines in New South Wales ihre Exkremente besonders gründlich zu verscharren pflegen, um sie vor dem möglichen Zugriff eines ihnen übelgesinnten Medizinmannes zu schützen: «Wenn es einem Medizinmann gelingt, an die Exkremente eines potentiellen Opfers zu kommen [...] dann ist es für ihn ein Kinderspiel, diesen Menschen zu verhexen.»

Doch nicht nur im australischen Outback, auch im braven, fortschrittsgläubigen Süddeutschland waren magische Bestrafungsrituale dieser Art noch bis Mitte des 19. Jahrhunderts gebräuchlich – das berichtet zumindest ein Deutsch-Amerikaner namens Charles Smith (ursprünglich wohl Karl Schmidt) aus Schorndorf bei Stuttgart. Als einige seiner Schulkameraden einmal die Werkzeuge des örtlichen Schmieds mit ihren Exkrementen beschmierten, so Smith, soll der dergestalt Gefoppte die kotverschmierten Arbeitsgeräte genommen, sie in das Feuer seines Schmiedeofens gehalten und dazu allerhand Verwünschungen gemurmelt haben; seinen Lehrlingen erläuterte er dazu, dass nun auch die Hintern der Missetäter schrecklich brennen würden, gerade so, als wären nicht die Exkremente, sondern die für deren Ausscheidung zuständigen Körperöffnungen erhitzt worden. Dass diese Art von Bestrafung wirklich funktionierte, mag Smith nicht bestätigen – sie soll aber immerhin den Missetätern eine Heidenangst eingejagt haben.

Tatsächlich hat das, was unseren Körper schließlich durch den Darmausgang verlässt, zuvor für einige Zeit sehr innig zu uns gehört – bei leichter, ballaststoffreicher Kost beträgt die Transitzeit durch den Körper ungefähr 40 Stunden, bei schwerer, energiereicher Ernährung sogar bis zu 85 Stunden. Zudem hat die Nahrung auf dem langen Marsch durch unseren Körper einige unserer intimsten und empfindlichsten Bereiche berührt: die Lippen, die Zunge, den Gaumen, den Magen, zuletzt den Anus. Der Philosoph Georg Wilhelm Friedrich Hegel bezeichnete den Vorgang der Defäkation daher als ein «abstraktes Abstoßen seiner von sich selbst». Der Schriftsteller Günter Grass jauchzt in einem Gedicht seinem Kothaufen zu: «Mein Abfall, mir näher als Gott oder du oder du.» Und Elias Canetti schreibt: «Nichts hat so sehr zu einem gehört, als was zu Kot geworden ist.» Wer seine Scheiße liebt, so könnte man sagen, liebt letzten Endes nur sich selbst.

Allerdings währt diese Liebe in der Regel nicht lange: Unsere Exkremente werden uns, nachdem sie den Körper verlassen haben, schnell fremd, sie verlieren die Zugehörigkeit zu unserem Leib: Nach kurzer Zeit fangen bekanntlich auch die eigenen Exkremente an zu stinken. Ein Mythos von der russischen Halbinsel Kamtschatka erzählt, welche Folgen diese besondere Form des Narzissmus, konsequent zu Ende gedacht, haben kann: Als der närrische und für sein exzentrisches Verhalten bekannte Gott Kutka eines Tages vom Holzschlagen im Wald zurückkommt, verliebt er sich unsterblich in einen Scheißhaufen, den er einige Stunden zuvor auf dem Hinweg am Wegesrand zurückgelassen hat. Er bringt die gefrorene Scheiße, die er für ein «ausbündig schönes Frauenzimmer» ansieht, mit nach Hause in seine Jurte, küsst sie, macht ihr einen Heiratsantrag und vollzieht, da sie nicht widerspricht, umgehend mit ihr die Ehe. Erst als er am nächsten Morgen mit einer zähen, warmen Masse verschmiert aufwacht, erkennt Kutka seinen Fehler: Die vermeintliche Geliebte ist durch die Wärme seiner Arme geschmolzen und in ihren ursprünglichen Aggregatszustand zurückgekehrt.

Aus psychoanalytischer Sicht ist die Lust am Geruch der eigenen Ausscheidungen eine Art psychologisches Rudiment: Freud zufolge ist sie ein Überbleibsel aus der analerotischen Phase, das die Erziehung zur Reinlichkeit – und das heißt vor allem: die Erziehung zur Beseitigung der eigenen Scheiße – unbeschadet überstanden hat. Schließlich erwecken die eigenen Exkremente, wie Freud schreibt, «beim Kinde keinen Abscheu», sondern erscheinen ihm ganz im Gegenteil «als losgelöster Teil seines Körpers wertvoll». Fasziniert steht das Kind vor seinem Nachttopf und betrachtet, was es aus eigenem Leib und eigener Kraft hervorgebracht hat. Ohne Scheu greift es in Topf oder Windel und führt die kotbeschmierte Hand zum Mund. Enttäuscht registriert es, dass es von den Eltern gescholten und das kostbare Geschenk im Abfall oder im Klo entsorgt wird. Diese Wertschätzung der eigenen Scheiße lebt beim Erwachsenen, so Freud, in verkümmerter Form, und das bedeutet eben nicht zuletzt als Faible für den eigenen Furz- und Fäkalgeruch, fort. Der Psychoanalytiker wertet dies als Beleg dafür, dass der Ekel, den die meisten Erwachsenen vor der Scheiße empfinden, keineswegs natürlich, sondern eben anerzogen ist.

In der Tat spricht vieles dafür, dass der Ekel, den Kotgeruch auszulösen vermag, ein kulturelles Konstrukt ist. Sogenannten Wolfskindern – Menschen also, die fernab der Zivilisation aufgewachsen sind – ist diese Empfindung anscheinend fremd: Der als

‹Wilder von Aveyron› bezeichnete Junge, der die ersten zehn Jahre seines Lebens allein im Wald verbracht haben soll, bevor er Ende des 18. Jahrhunderts in Südfrankreich aufgegriffen wurde, kannte zeitgenössischen Berichten zufolge keinen Ekel vor seinem Kot. Auch die Tatsache, dass die Definition von Gestank von Kulturkreis zu Kulturkreis stark divergieren kann, zeigt, dass es sich beim Geruchsekel vor Kot keineswegs um eine anthropologische Konstante handelt.

Hiervon zeugt nicht zuletzt die Schwierigkeit, die es bereitet, einen Geruch herzustellen, der universal als eklig empfunden wird – ein Projekt, in das eine Forschergruppe am Monell Chemical Senses Center in Philadelphia zu Beginn dieses Jahrtausends mehrere Jahre empirischer Studien investierte. Die Forschungen fanden im Auftrag des amerikanischen Verteidigungsministeriums statt und fielen in den Bereich des *non-lethal weapons development:* Es ging also um die Entwicklung einer Waffe, die nicht tödlich wirkt, die keine bleibenden körperlichen Schäden zufügt, und die dennoch militärisch effektiv ist.

Das erklärte Ziel der Wissenschaftler war es, eine chemische Substanz zu kreieren, welche Menschen allein durch ihren unerträglichen Gestank in die Flucht zu schlagen oder außer Gefecht zu setzen vermag – und zwar ganz gleich, ob der Gegner aus einem Dorf am Hindukusch oder der Midtown von Manhattan stammt. Diesem Universalitätsanspruch gerecht zu werden, erwies sich allerdings als schwierig. Denn während Geschmacksabneigungen weitgehend angeboren und damit in gewissem Maße überindividuell und -kulturell sind, ist die *Geruchs*ekelempfindung in entscheidendem Maß von persönlichen Erfahrungen und Prägungen abhängig. Damit ein Duft als abstoßend empfunden wird und dem Gehirn – oder genauer gesagt: dem Mandelkern des limbischen Systems – Gefahr für Leib und Leben signalisiert, muss er mindestens eine Ingredienz enthalten, die der Riechende nicht kennt. Bestimmte Gerüche mögen nämlich zwar als ‹schlecht› wahrgenommen werden; um heftige körperliche Abwehrreaktionen wie Ekel und Angst hervorzurufen, müssen sie aber auch *fremd* sein.

Nun gibt es bereits seit Jahrzehnten zwei Duftkreationen, die unter westlichen Geruchsforschern als besonders widerwärtig gelten: erstens eine während des Zweiten Weltkriegs für die französische Résistance entwickelte Substanz namens *Who me?* (so viel wie: ‹Ich war's nicht!›), die, der Name verrät es, den Geruch eines lautlosen und deshalb volkstümlicher Auffassung zufolge besonders penetranten Furzes emuliert, und zweitens den sogenannten *US Government Standard Bathroom Malodor*, also eine Art standardisierten Klogestank. Diese Substanz wird üblicherweise in der chemischen Industrie verwendet, um die Effektivität neuer Raumlufterfrischer und Toilettenduftsprays zu erproben, und riecht, in den Worten der kognitiven Psychologin Pamela Dalton, «wie Scheiße, nur viel, viel intensiver. Man kann diesem Gestank nicht entkommen. Er haut einen um, das kann man sich gar nicht vorstellen. Es ist äußerst unwahrscheinlich, dass so ein Gestank im Alltag überhaupt vorkommt.»

Trotz dieses enormen Stinkpotentials erwiesen sich die beiden genannten Substanzen für sich genommen jedoch als unwirksam, um tatsächlich jeden Probanden, egal welcher Herkunft und kulturellen Prägung, außer Gefecht zu setzen. Erst in Kombination mit fünf weiteren Duftstoffen erwies sich die auf den Namen *stench soup* (‹Stinksuppe›) getaufte Waffe schließlich als effektiv. Nun war für jede Nase, zumindest für jede der beteiligten Versuchspersonen, etwas Abstoßendes dabei.

Die Auffassung, was Gestank sei, kann allerdings nicht nur von Person zu Person sowie von Kulturkreis zu Kulturkreis verschieden sein – sie ist auch historisch erheblichen Wandlungen unterworfen. Neben dem Geruch der eigenen Scheiße galt nämlich bisweilen auch der Kotgeruch von anderen Menschen oder von Tieren in früheren Zeiten als wohlriechend, anregend, ja geradezu heilsam.

So soll der im 19. Jahrhundert lebende französische Historiker Jules Michelet immer dann, wenn seine historische Imagination zu erlahmen drohte, «den Moschusgeruch der Latrinen in vollen Zügen [eingeatmet haben], um seiner Inspiration neuen Auftrieb zu geben», wie Alain Corbin in seiner *Geschichte des Geruchs* schreibt. (Friedrich Schiller bediente sich zu demselben Zweck eines fauligen Apfels, den er in seiner Schreibtischschublade aufzubewahren pflegte – auch er belebte seine Einbildungskraft also durch den Geruch von Verwesung.) Zur selben Zeit rühmte der Arzt und Sozialreformer Alexandre Parent-Duchâtelet den therapeutischen Wert der Kloakendüfte: Sie seien für die strotzende Gesundheit der Pariser Kanalreiniger und Darmsaitenmacher verantwortlich; ja seines Wissens seien gar drei schwindsüchtige Frauen allein durch den Duft von Exkrementen von ihrem Leiden genesen, «sie fielen auf durch ihre frische Farbe und ihre Wohlgenährtheit».

Auch anderswo führte man die gute Konstitution jener Menschen, die sich professionell mit der Beseitigung der städtischen Fäkalien beschäftigen, auf deren beständiges Inhalieren von Kotdämpfen zurück: Der Engländer Edward D'Anson etwa schrieb 1848 in einem Bericht für die Londoner Kanalkommission, dass die in den Londoner Abwasserschächten beschäftigten Arbeiter allesamt «kräftige, robuste Männer» seien, welche dank ihrer gesunden Arbeitsbedingungen im Reizklima der Kanalisation eine höhere Lebenserwartung als der Bevölkerungsdurchschnitt hätten; zudem seien sie durch die Ausdünstungen der Kloake vor der Gefahr einer Ansteckung durch die Cholera geschützt. Der Glaube an die heilsame Kraft der Fäkaldämpfe hatte in der englischen Hauptstadt Tradition: Als in London im 17. Jahrhundert die Pest wütete, ließen die Behörden die städtischen Senkgruben öffnen, um die Seuche durch Fäkaliengestank zu bezwingen. Und in der spanischen Hauptstadt Madrid wurde bis in die 1760er Jahre immer wieder Jauche auf den Straßen ausgeschüttet, weil man der Ansicht war, dass die mit Fäkalstoffen angereicherte Luft der öffentlichen Gesundheit dienlich sei.

Diese Wertschätzung des Kotgeruchs verdankte sich den physikalischen und medizinischen Theorien der damaligen Zeit: Man glaubte, die Luft durch Gerüche, und speziell durch intensive Gerüche, von Krankheitserregern reinigen zu können – auch Rauch sowie verbrannter Schwefel und Schießpulver galten bis ins 19. Jahrhundert als probate Mittel der Luftdesinfektion. Die moderne mikrobiologische Auffassung, dass Krankheiten wie Pest und Cholera nicht etwa durch Miasmen, das heißt durch giftige Ausdünstungen des Erdbodens, sondern durch Bakterien übertragen werden, setzte sich erst in der zweiten Hälfte des 19. Jahrhunderts durch. Zugleich meinte man, dass starke Aromen in der Lage seien, die Widerstandskraft des menschlichen Organismus zu stärken – wie die erstaunliche Gesundheit der Kanalarbeiter verdeutlicht.

Der Glaube an die therapeutischen Qualitäten der Scheiße lebte noch bis weit ins 19. Jahrhundert beharrlich im medizinischen Volksglauben fort – schließlich ließen sich diese Vorstellungen bis in die Antike zurückverfolgen und waren daher gewissermaßen durch ihre ehrwürdige Tradition geadelt. Bereits Plinius der Ältere hatte in seiner *Naturkunde* den Kot von Neugeborenen, das Mekonium, als Mittel gegen Unfruchtbarkeit empfohlen. Der griechische Arzt Galen von Pergamon meinte, ein guter Arzt müsse Kranke auch mit Kot kurieren können. Im spätantiken Rom cremten sich aristokratische Römerinnen, wie der heilige Hieronymus beklagte, das Gesicht mit Exkrementen ein, um eine straffe Haut und ein jugendliches Aussehen zu bewahren. Und der französische Arzt Étienne-François Geoffroy berichtete 1757 in seiner *Abhandlung von der Materia Medica* von einer Adligen, die sich jeden Morgen zur Schönheitspflege Gesicht und Hände mit einem Kondenswasser betupfte, das vom Deckel eines erkalteten Nachttopfs stammte. Angeblich beschäftigte sie eigens einen Knaben, dessen einzige Aufgabe darin bestand, allmorgendlich den zur Kosmetikherstellung nötigen Haufen zu setzen, die von ihm aufsteigende Feuchtigkeit aufzufangen und sie hernach in ein Flakon umzufüllen.

Der wohl bekannteste Verfechter solcher inzwischen weithin vergessenen therapeutischen und kosmetischen Praktiken, Christian Franz Paullini, verkündete schon auf dem Titelblatt seines bis ins 18. Jahrhundert immer wieder aufgelegten Standardwerks, der *Dreck-Apotheke*, dass «mit Koth und Urin fast alle, ja auch die schwerste, gifftigste Kranckheiten [...] vom Haupt biß zun Füssen, inn= und äusserlich, glücklich curiret» werden könnten. Paullini wusste sogar von einem wundersamen Fall von Pestheilung zu berichten. Allerdings beschränkten sich seine Vorzeigekranken nicht bloß darauf, die *Düfte* der Kloaken zu inhalieren wie einst die Londoner Bürger, sondern gingen die Therapie deutlich beherzter an: Sie nahmen «ihren eignen Koth, vermischten ihn mit ihrem Wasser, seigten das durch ein Tuch, und trunckens. Worauff erst ein gewaltiges Brechen samt starckem Stuhlgang erfolgte, wurden aber alle von der schon am Halse klebenden Pest errettet.»

Dieser positiven Bewertung der Exkremente als Arzneimittel liegt, von Plinius bis Paullini, der Aristotelische Gedanke zugrunde, dass die Natur – oder theologisch gesprochen: Gott – nichts ohne Zweck hervorbringe; dass also auch oder sogar besonders die scheinbar so nutzlose Scheiße mitsamt den von ihr ausgehenden Dämpfen zu etwas gut sein müsse. Wie Martin Luther in diesem Zusammenhang einmal anmerkte: «Gott ist im Darm eines Mistkäfers oder gar in der Kloake [...] nicht weniger als im Himmel.» Oder wie es in einem Loblied auf die Scheiße, das die Ausgabe der *Dreck-Apotheke* von 1714 einleitet, heißt:

Sey nimmer müssig: Hör, und Schaue: Gottes Wunder
Sind auch im kleinsten Dreck. Ein' jede Creatur
Ist dessen Güte Pfand, und seiner Liebe Zunder,
Im Koth und im Urin liegt GOTT und die Natur.

Wenn Gott in allen sicht- und riechbaren Naturphänomenen anwesend ist – dann muss er logischerweise auch in Kot, Urin oder gar dem Darm eines Mistkäfers (der sich volkstümlicher Vorstellung zufolge ausschließlich von Kot ernährt, also gewissermaßen Scheiße aus Scheiße produziert) zu finden sein. Wenn wir im sogenannten Buch der Natur lesen, durch das sich der Schöpfer pantheistischen Vorstellungen zufolge in der Welt offenbart – dann sollten wir auch die vermeintlich schmutzigen Passagen nicht überblättern. Ja vielleicht, so scheint die medizinische Verwendung von Exkrementen nahezulegen, sollten wir gerade jenes Kapitel der Schöpfung, das sonst gemeinhin lieber schamhaft überblättert wird, besonders aufmerksam studieren. Heilung und Heil liegen, wie wir unten, im Kapitel über den Teufel, ausführlicher sehen werden, möglicherweise gerade in jenen exkrementellen Abgründen, wo man sie am wenigsten erwartet.

Doch der Geruch von Scheiße war vermutlich nicht nur wegen seiner therapeutischen Qualitäten besser beleumundet, als er es heute ist – er war auch, zumindest in den Städten, schlicht allgegenwärtig, und das bedeutet paradoxerweise: Er war nicht da. Unser Geruchssinn ist nämlich vor allem darauf konditioniert, Veränderungen in der Geruchslandschaft wahrzunehmen – so wie unser Auge vor allem auf Bewegungen reagiert und unser Ohr auf laute oder fremdartige Geräusche. Nach ungefähr 15 Minuten nehmen die meisten Menschen einen sie dauerhaft umgebenden Geruch nicht mehr bewusst wahr. Da Gestank aber letzten Endes eine subjektive Kategorie ist, also nur abhängig von einem Riechenden existiert, der sich durch ein bestimmtes Aroma gestört fühlt, kann man vermutlich sagen: In einer Stadtwohnung des 18. Jahrhunderts, die über keine Kanalisation, über kein fließendes Wasser und keine ausreichende Belüftung verfügte, stank es einfach nicht. Zumindest nicht nach Wahrnehmung der damals dort Lebenden – nach heutigen mitteleuropäischen Maßstäben stank es vermutlich gewaltig.

Der aus einem Örtchen in der Provence stammende Politiker Pierre Chauvet wusste daher 1797 fasziniert zu berichten, dass die Pariser Händler so an den permanenten Gestank ihrer Umgebung gewöhnt seien, dass kein noch so übler Mief ihrer Nase etwas anhaben könne. Besucher von außerhalb zeigten sich hingegen entsetzt, ja fühlten sich geradezu «verfolgt von den ekligen Gerüchen und Gestänkern» der Hauptstadt. «Geht nur nach England», schrieb etwa der Brite Arthur Young angesichts der erstaunlichen Geruchstoleranz der Pariser: «[E]s könnte sein, daß euren Sinnen nicht unbedingt geschmeichelt wird, aber auf jeden Fall werden sie nicht beleidigt.» Und über die Bewohner der Stadt Clermont in der Auvergne merkte Young, nicht ohne den obligatorischen englischen Sarkasmus, an: «Ich beneide die Nerven dieser tapferen Leute, die [...] bei all den ekelerregenden Gerüchen, von denen die Luft erfüllt ist, wenn der Wind aus den Bergen nicht eine frische Brise in die mit Exkrementen bedeckten Gassen bringt, glücklich zu leben scheinen.»

Neben medizinischen und wahrnehmungspsychologischen Gründen mag aber auch das sich wandelnde Verständnis vom menschlichen Körper dazu beigetragen haben, dass die Geruchsempfindlichkeit bis ins 19. Jahrhundert deutlich weniger ausgeprägt war, als sie es heute ist. Der Leib des mittelalterlichen und frühneuzeitlichen Menschen wurde nämlich noch nicht als etwas von seiner Umgebung Getrenntes, Abgeschlossenes verstanden, sondern galt als ein mehr oder minder durchlässiger Bereich, der ständig von Miasmen, Flüssigkeiten und anderen Stoffen durchspült werden konnte. Er war ein «Durchzugsgebiet kosmischer Flutungen» (Albrecht Koschorke) und stand als solcher in ständigem osmotischen Austausch mit seiner Umgebung. In den Worten des russischen Literaturwissenschaftlers Michail Bachtin:

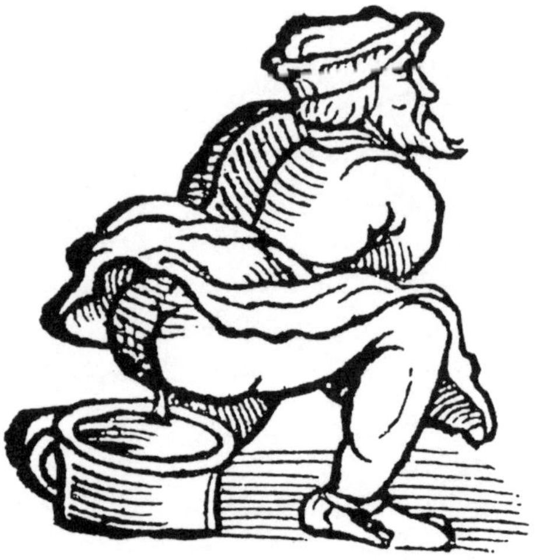

4 Mann, sein Inneres purgierend (1542)

> Im Gegensatz zu den neuzeitlichen Kanons ist der groteske [mittelalterliche] Körper von der umgebenden Welt nicht abgegrenzt, in sich geschlossen und vollendet, sondern er wächst über sich hinaus und überschreitet seine Grenzen. Er betont diejenigen Körperteile, die […] für die äußere Welt geöffnet sind, d. h. durch die die Welt in den Körper eindringen oder aus ihm heraustreten kann […].

Diese Auffassung des menschlichen Körpers zeigt sich vielleicht am deutlichsten daran, dass die Haut noch nicht als Grenze zwischen innen und außen aufgefasst wurde, sondern als eine durchlässige Membran galt, durch die alle möglichen Elemente in den Körper eindringen oder ihn verlassen konnten. Allzu häufiges Baden galt als ungesund, weil das Wasser vermeintlich durch die Haut in den Körper gelangte und dadurch den internen Säftehaushalt aus dem Gleichgewicht bringen konnte. Im Krankheitsfall bemühte man sich entsprechend nicht um äußerliche Hygiene, also um die Reinhaltung von Wundverbänden, Kleidung, Bettwäsche oder der Haut, sondern versuchte, die schädlichen Stoffe durch Aderlass, Schröpfen, Schwitzbäder und nicht zuletzt auch die Verabreichung von Klistieren oder Abführmitteln aus dem Körper zu entfernen (Abbildung 4). Die heute gebräuchliche Beschimpfung, dieser oder jener habe ‹den Arsch offen›, sei also nicht Herr über sich und seinen Körper, dürfte damals also noch über wenig Beleidigungspotential verfügt haben. Im Gegenteil wurde etwa noch Wolfgang Amadeus Mozarts Vater Leopold nicht müde, in seinen Briefen immer wieder zu betonen, dass es «nichts gesünders» gebe, «als wenn man offnes Leibs ist».

Erst gegen Ende des 18. Jahrhunderts wurde die schützende Funktion der Epidermis erkannt und der Leib entsprechend als ein in sich geschlossener Organismus begriffen. Indem sich das Augenmerk des modernen Menschen nun zunehmend auf die eigenen Körpergrenzen richtete, wuchs die Intoleranz gegenüber den Ausscheidungen und den Aromen des anderen. In demselben Maß, in dem die «Gerüche des Ich» (Corbin) allererst wahrgenommen und definiert werden konnten, galten die Gerüche des Nicht-Ich als Bedrohung, als ekelhaft. Anders gesagt: Solange der mittelalterliche und frühneuzeitliche Mensch noch als ein Körper unter vielen in einem Meer aus Miasmen und kosmischen Elementen trieb, konnte er sich selbst, im wahrsten Sinne des Wortes, nicht riechen; er kannte möglicherweise lediglich eine Art kollektiven Stallgeruch. Als er jedoch allmählich ein modernes Selbst-Bewusstsein entwickelte, also ein Bewusstsein seiner eigenen Autonomie und Individualität, wurde er zunehmend sensibler: Nun konnte er, im übertragenen Sinne des Wortes, *andere* Menschen nicht mehr riechen. Von ihnen ausgehende Gerüche wurden fürderhin geradezu als körperlicher Übergriff, als Eindringen in eine individuelle, abgeschlossene Sphäre empfunden, die so zuvor nicht existiert hatte.

Es war also nicht die objektive Geruchsbelästigung gestiegen, sondern die Toleranzschwellen waren gefallen: «Wenn man hört, wie die Klagen [über den Gestank in Paris] sich Tag für Tag mehren, möchte man meinen, die Straßen wären früher sauber und rein gewesen», beobachtete etwa ein Kommentator Ende des 18. Jahrhunderts. «In Wirklichkeit aber verhält es sich so, daß man früher einfach nicht auf den Gedanken gekommen wäre, sich zu beschweren.» Die zunehmende Empfindlichkeit gegenüber dem Geruch der Scheiße ist mithin nicht zuletzt auch ein Resultat der Entwicklung des modernen Subjekts.

Die entscheidende Phase in dieser «Revolution der Geruchswahrnehmung» (Corbin), deren Anfänge in den bereits erwähnten Hofordnungen, Höflichkeitsvorschriften und Benimmbüchern der Renaissance liegen, vollzog sich etwa von der Mitte des 18. bis zum Ende des 19. Jahrhunderts: «Die Ausbildung des Riechorgans», schreibt der Psychoanalytiker Dominique Laporte, «richtet sich (von nun an) ausschließlich gegen die Fäces.» Geruchskatastrophen wie der sogenannte *Great Stink of London* im Jahr 1858, als eine extreme Dürreperiode das gewohnte natürliche Wegspülen der Fäkalien aus der englischen Hauptstadt vereitelte, trugen zur Entwicklung und zum letztlichen Siegeszug der modernen Schwemmkanalisation bei: Die Exkremente wurden fortan nicht mehr einfach auf die Straße geschüttet, im nächstbesten fließenden Gewässer entsorgt oder in weithin riechbaren Senkgruben gelagert, sondern auf schnellstem Wege unterirdisch aus den Metropolen geleitet. Der städtische Raum wurde nach innen und nach unten gestülpt, die europäischen Städte wurden zunehmend desodoriert.

Dennoch umgibt uns auch in unserer toilettensteinreinen westlichen Welt immer wieder der Geruch von Fäkalien – und nicht nur, wenn wir auf die Toilette gehen und selbstverliebt dem Aroma eines frischen Haufens hinterherschnuppern oder versehentlich in einen Hundehaufen treten. Gerade tierische Exkremente dienen schon seit Jahrhunderten als Basis für die unterschiedlichsten Parfüms: Aus Kuhfladen und -urin wurde das blumig benannte Tausendblümchenwasser hergestellt. Das Analdrüsensekret der Zibetkatze wird ebenfalls traditionell als kostbarer Duftbaustein geschätzt. Andere Parfüm-Ingredienzien stammen aus dem Verdauungstrakt des Pottwals (das Ambra) sowie aus den Bauchdrüsen des Moschushirschen. Dieses Sekret ist geradezu der Inbegriff des schweren, schwülen Wohlgeruchs – und das, obwohl schon seit langem bekannt ist, dass Moschus letzten Endes auch nicht anders riecht als Scheiße: Der Arzt Jean-Jacques Virey stellte Anfang des 19. Jahrhunderts fest, dass menschliche Fäkalien, wenn man sie nur lange genug in einem Wasserbad gären lässt, einen Moschusduft annehmen. Und der Philosoph David Hartley meinte, dass auf ein paar Schritte Entfernung eigentlich jeder Misthaufen nach Moschus rieche.

Heute finden diese Naturstoffe in der Parfümherstellung nur noch selten Verwendung – man benutzt stattdessen künstlich hergestellte chemische Verbindungen wie Skatol oder Indol, die, wie eingangs erwähnt, auch für das typische Aroma der Scheiße verantwortlich sind. Wenn wir ein kostbares Duftwasser auflegen, schwingt also als ferne Ahnung nicht selten auch der Geruch von Kot mit. Wie so oft gilt auch hier das Diktum des Paracelsus: Die Dosis macht das Gift. In geringeren Konzentrationen riechen Skatol und Indol nämlich nicht nach Fäkalien, sondern betörend nach frischen Blüten.

Wie man sehen oder besser: riechen kann, fällt die olfaktorische Bewertung der Scheiße also höchst unterschiedlich aus – sie hängt ganz maßgeblich davon ab, wer, wann, wo und mit welcher Erwartungshaltung wessen Ausscheidungen in welcher Menge erschnuppert. Exkremente können widerwärtig stinken, sie können einen wohligen Stallgeruch verbreiten, oder sie können duften wie ein Maiglöckchen; und wenn man sie lange genug um sich hat, nimmt man sie irgendwann gar nicht mehr wahr. Der berühmte Ausspruch, den der römische Kaiser Vespasian getan haben soll, als er seinem Sohn die Einnahmen aus seiner Latrinensteuer unter die Nase hielt, gilt in gewissem Sinn also auch für die Scheiße: *Non olet.* Sie stinkt nicht.

Dreckfresser und Sensenmann

Während der Geruchsekel gegenüber der Scheiße also verhandel- und wandelbar ist, scheint gegen den Verzehr von Exkrementen ein unverbrüchliches, ja geradezu universales Tabu zu bestehen. Wenn jemand Exkremente isst, seien es die eigenen, seien es die eines anderen Menschen oder die eines Tieres, so geschieht dies eigentlich nur in absoluten Ausnahmesituationen: unter Zwang, in höchster Not, aus geistiger Verwirrtheit oder sexuell abnormer Veranlagung, oder um ganz bewusst gesellschaftliche Regeln zu verletzen.

Das Alte Testament etwa berichtet, dass der Prophet Hesekiel von Gott dazu verdammt wurde, Gerstenfladen zu essen, die er «vor den Augen der Leute auf Menschenkot» gebacken hatte (Hes 4,13) – später wurde seine Strafe immerhin dahingehend gemildert, dass er auch Kuhfladen verwenden durfte. Dem tyrannischen römischen Kaiser Caligula wurde nachgesagt, dass er gern den Kot seiner Partnerinnen verzehre – was ein Beleg dafür sein mag, dass er tatsächlich geisteskrank war, oder aber dafür, dass er so verhasst war, dass man ihm wirklich *alles* zutraute. Während des Dreißigjährigen Kriegs bestand eine bevorzugte Foltermethode darin, Gefangenen gewaltsam Gülle einzuflößen – eine Methode, die besonders Söldnern des schwedischen Heeres zugeschrieben und daher als ‹Schwedentrunk› bezeichnet wurde. Der flämische Universalgelehrte Johan Baptista van Helmont wusste im 17. Jahrhundert von einem inkontinenten Knaben zu berichten, der aus Angst vor elterlicher Bestrafung seine eigenen Exkremente aufaß, um einen nächtlichen Lapsus zu vertuschen. Unter den lasterhaften Libertins, die in dem Roman *Die 120 Tage von Sodom* des Marquis de Sade ihr zweifelhaftes Wesen treiben, gehört das Essen von Scheiße zu den bevorzugten Sexualpraktiken – der Verzehr von Brot ist in de Sades sodomitischem Serail allein deshalb verboten, weil er, in den Worten Roland Barthes', «bei den Lustobjekten eine für die Koprophagie ungeeignete Verdauung erzeugen würde». Auch der französische Aufklärer Voltaire soll, wie es in Flauberts *Madame Bovary* heißt, «im Todeskampfe seine eignen Exkremente verschlungen haben» – allerdings stammt diese Aussage von einem jener Geistlichen, denen der Aufklärer zu Lebzeiten, wie man sagt, ‹auf den Kopf machte›, und ist daher wohl mit Vorsicht zu genießen.

Der Akt der Koprophagie, so kann man zusammenfassend sagen, markiert stets eine radikale Grenzüberschreitung: einen Verstoß gegen ein Tabu, das bereits seit Jahrtausenden und in allen Kulturkreisen zu bestehen scheint. Ja vermutlich stellt die strikte Trennung von Ernährung und Ausscheidung ein Wesensmerkmal von Kultur schlechthin dar: *I don't shit where I eat*, wie ein amerikanisches Bonmot besagt. Wer den Ernährungs- und Exkretionsvorgang miteinander vermengt, verhält sich unzivilisiert. Und wer gar eigene oder fremde Exkremente isst, der verlässt dadurch nicht nur die ‹menschliche Wertegemeinschaft›, sondern auch seinen Platz in der Verwertungshierarchie: Er begibt sich ganz ans Ende der Nahrungskette, auf die Ebene von *Escherichia coli* und anderen Darmbakterien. Er verzehrt das, was andere Organismen als wertlos und unverdaulich ausgeschieden haben.

Unter vernunftbegabten Wesen ist dies wohl eine der größten Demütigungen, die man erleiden beziehungsweise sich selbst oder anderen zufügen kann: Entsprechend zahlreich sind die Flüche und Verwünschungen, welche auf den Tatbestand der Koprophagie abzielen. Wenn sich ein Mensch durch krankhafte Sparsamkeit hervortut, so sagte man früher von ihm, er sei ‹so geizig, dass er seinen eigenen Dreck frisst›; in Norddeutschland bezeichnete man ihn unverblümt als *schitenfreter*. Schlägt jemand noch aus der wertlosesten Sache Profit, macht er ‹aus Scheiße Bonbons›, in Russland sagt man entsprechend, er mache ‹selbst aus Dreck ein Kotelett›. Die Formulierung, man werde jemanden ‹seine eigene Scheiße fressen lassen›, gehört wohl zu den rüdesten Drohungen, die unsere Sprache kennt. Im Englischen existiert analog die Verwünschung *eat shit!*, und nicht wenige empörte Besucher der Uraufführung von Alfred Jarrys *Ubu Roi* antworteten auf Ubus Ausruf *merdre!* mit einem beherzten *mangre!* Auch der berühmte Ausspruch des Götz von Berlichingen aus Goethes gleichnamigem Theaterstück, «Er aber, sags ihm, er kann mich im Arsch lecken!», weist in diese Richtung, wobei hier zu der erniedrigenden Dimension noch eine anal-sadistische Komponente kommt: Indem der Arschlecker sich den Kot des anderen einverleibt, soll er dem Geleckten durch die orale Stimulation des Analbereichs mutmaßlich noch Lust verschaffen.

Wie tief das Tabu gegen den Fäkalienverzehr in unsere Kultur eingeschrieben ist, zeigt sich aber nicht nur an solchen despektierlichen Redensarten, sondern lässt sich vor allem daran ermessen, dass Verstöße gegen dieses Verbot in aller Regel die «starke Vitalempfindung» (Immanuel Kant) des Ekels auslösen. Wenn man einen als normal erachteten Menschen dazu zwingt, seine Exkremente zu essen, so reagiert er – wie die von Paullini in der *Dreck-Apotheke* beschriebenen Pestkranken – umgehend mit einer grundlegenden körperlichen Abwehrreaktion, nämlich mit Übelkeit und Erbrechen. Das Gegessene wird als kontaminierend empfunden und abgestoßen. Der Körper fühlt sich in seiner Integrität bedroht, also entledigt er sich auf möglichst radikale Weise des Eindringlings. Der Ekel, schreibt der Literaturwissenschaftler Winfried Menninghaus, ist ein «Alarm- und Ausnahmezustand, eine akute Krise der Selbstbehauptung gegen eine unassimilierbare Andersheit, ein Krampf und Kampf, in dem es buchstäblich um Sein oder Nicht-Sein geht».

Die Bedrohung für das Selbst, welche vom Kot ausgeht, wird dabei offenbar als so stark empfunden, dass schon der bloße Gedanke an den Verzehr von Exkrementen Ekel auslösen kann: Der experimentelle Psychologe Paul Rozin konnte etwa in den 1980er Jahren nachweisen, dass Menschen sich davor ekeln, künstliche Nachbildungen von Hundehaufen zu essen – auch wenn sie ganz genau wissen, dass diese nicht aus Scheiße, sondern aus Schokolade bestehen. Offenbar reicht bereits die optische Verwandtschaft aus, um Gefühle körperlichen Widerwillens auszulösen.

Auf ähnliche Weise kann auch die filmische Darstellung von Koprophagie zu Ekelempfindungen führen: So kursiert im Internet seit Herbst 2007 ein Videoclip namens «2 girls 1 cup» – es handelt sich hierbei um den Werbetrailer für einen brasilianischen Exkremental-Porno namens *Hungry Bitches*. Der ‹Plot› dieses Filmchens besteht im Wesentlichen daraus, dass zwei Frauen in einen Becher defäkieren, den Inhalt des Bechers verspeisen, sich übergeben und dann wiederum das Erbrochene essen. Glaubt man den Kommentaren vieler Internet-Benutzer (und es bedarf nach Ansehen des Clips nicht viel Mühe, ihnen Glauben zu schenken), dann verursachte das Betrachten der Szene bei ihnen sofortigen Brechreiz – viele konnten das lediglich eine Minute lange Video nicht zu Ende ansehen.

Dennoch oder gerade deshalb war dieser Clip zeitweise so populär, dass es zu einem regelrechten Sport wurde, ihn nichtsahnenden Freunden vorzuspielen und deren Reaktionen abzufilmen. Die überwältigende Mehrheit der unter dem Stichwort «2 girls 1 cup» im Netz kursierenden Videos besteht inzwischen aus solchen *reaction videos* – inzwischen filmen sich sogar Menschen beim Betrachten dieser Betrachtervideos und empfinden dabei offenbar immer noch, als Zuschauer zweiter Ordnung, die wohlige Schaulust des Tabubruchs. Auch zahlreiche Prominente wurden zum Betrachten des Clips genötigt. Der Schauspieler George Clooney verglich die Übung, nachdem er sein voyeuristisches Standvermögen unter Beweis gestellt hatte, recht treffend mit einem Rodeo, bei dem es bekanntlich ebenfalls darum geht, möglichst lange durchzuhalten, bevor man von einer übermächtigen, sich allen Anstrengungen des Willens widersetzenden Natur (einem wilden Pferd, einem Bullen oder eben dem eigenen Körper) aus dem Sattel geworfen wird.

Rein naturwissenschaftlich-pragmatisch ist ein solch heftiger Widerwille eigentlich nicht zu erklären. Natürlich gibt es medizinische Bedenken gegen den Verzehr von Exkrementen, vor allem wenn diese mit Krankheitserregern durchsetzt sind: Die Verbreitung von Cholera und anderen epidemisch auftretenden Infektionskrankheiten etwa wurde und wird nicht zuletzt durch mit Fäkalien verschmutztes Trinkwasser begünstigt. Und bei ausschließlicher Ernährung mit Exkrementen würde auf lange Sicht der Nährstoffgehalt des Verzehrten naturgemäß immer geringer; gleichzeitig müssten die Giftstoffe, welche über den Kot ausgeschieden werden, vom Körper immer wieder aufs Neue verarbeitet werden, was auf Dauer die Leber belasten oder schädigen könnte.

Doch solche hygienischen und ernährungswissenschaftlichen Gründe, so gewichtig sie auch sein mögen, können nicht allein für das heftige Gefühl des Ekels verantwortlich sein, das der Verzehr von Exkrementen auslöst – zumal wenn die physische Integrität, wie im Fall des Schokoladenhaufenessers beziehungsweise des Fäkalpornoguckers, durch das Gegessene oder Gesehene ja in keiner Weise bedroht ist. Viele im freien Verkauf erhältliche Lebens- und Genussmittel sind extrem gesundheitsschädlich und sind dennoch nicht mit einem annähernd so starken Ekel-Tabu belegt, wie dies bei Exkrementen der Fall ist. Ein Mensch, der täglich von seinem Morgenstuhl naschte, hätte vermutlich eine höhere Lebenserwartung als jemand, der allmorgendlich einen Kaffee mit Schuss trinkt und im weiteren Verlauf des Tages eine Packung Zigaretten raucht –

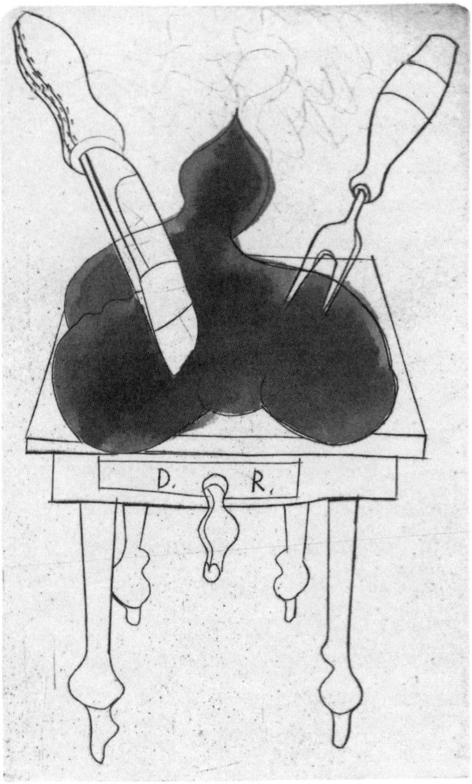

5 Dieter Roth, Tisch (1966)

und doch wäre sein soziales Ansehen, käme seine Vorliebe ans Licht, wohl deutlich niedriger als das des rauchenden Trinkers.

Dass das Essen von Scheiße der Gesundheit nicht notwendigerweise abträglich sein muss, zeigt sich nicht zuletzt daran, dass zahlreiche Tierarten ihre eigenen Exkremente verzehren, ohne dadurch erkennbaren Schaden zu nehmen. Ratten, Mäuse, Erdhörnchen, Biber, Meerschweinchen, Chinchillas und auch einige Reptilienarten essen regelmäßig ihre Köttel, wobei der Anteil des schon einmal Gegessenen bis zu einem Viertel der aufgenommenen Nahrung ausmachen kann. Diese Art von Speise-Recycling hat eine ähnliche

Funktion wie bei Kühen das Wiederkäuen: Es erlaubt den Tieren, die in den Grasfasern enthaltene Zellulose als Nährstoff zu nutzen, obwohl sie, anders als Rinder, über nur einen Magen verfügen. Elefanten fressen ebenfalls bisweilen ihre Ausscheidungen, allerdings vermutlich nicht wegen der Nährstoffe, sondern um in Trockenzeiten die im Dung enthaltene Feuchtigkeit zu verwerten. Auch Hunde naschen häufig an Kot, wobei die Ursachen hierfür umstritten sind: Bei Hündinnen dient der Verzehr der Exkremente, die ihre Welpen ausscheiden, wohl der Säuberung des Wurflagers; ansonsten ist dieses Verhalten möglicherweise auf Nährstoffmangel oder Vernachlässigung durch den Besitzer zurückzuführen. Nicht zuletzt fressen auch Schweine, wenn sie nur hungrig und verwahrlost genug sind, ihren Kot.

Der Ekel vor dem Verzehr von Exkrementen, ja die Empfindung des Ekels schlechthin ist also, in den Worten von Winfried Menninghaus, ein «distinktives menschliches Reaktionsmuster». Für den Psychoanalytiker Jacques Lacan gilt es sogar als Unterscheidungsmerkmal zwischen Mensch und Tier, dass die Beseitigung des eigenen Unrats für den Menschen ein Problem darstellt – Tieren sind Gefühle des Ekels fremd. Dies liegt wohl vor allem daran, dass der Ekel sich nicht nur auf ein ästhetisches Empfinden (scheußlicher Geschmack, übler Gestank, widerwärtiges Aussehen) beschränkt, sondern dass bei ihm stets auch eine ethisch-moralische Dimension mitschwingt. Der Ekel, so Winfried Menninghaus, «erfasst Qualitäten nie einfach nur als Gegebenheiten, sondern stets als solche, die nicht sein *sollen*, zumindest nicht in der Nähe des Urteilenden». Mit anderen Worten: Wer etwas als ekelhaft empfindet, der fällt oder besser vollstreckt mit seinem Körper – unwillkürlich und vermutlich auch unbewusst – ein tiefgreifendes moralisches Urteil. Was Ekel erregt, ist *schlecht*, und zwar nicht nur im Sinne von ‹ungenießbar›, sondern auch im Sinne von ‹böse›. Vermutlich ist dies auch der Grund, weshalb menschliche Exkremente einen heftigeren Ekel auszulösen vermögen als jene von Tieren: Wer Menschenscheiße verzehrt, der verstößt nicht nur gegen das Koprophagie-Tabu, sondern begeht gewissermaßen auch einen Akt des Kannibalismus.

Diese moralische Dimension des Ekels zeigt sich nicht zuletzt an den divergierenden Nahrungstabus der verschiedenen Weltreligionen, welche das Fleisch von Kot fressenden Tieren betreffen. Die Tatsache, dass Schweine in der Not ihre Exkremente fressen und sich in Ermangelung anderer Abkühlungsmöglichkeiten auch bisweilen im Kot suhlen, wurde beispielsweise immer wieder zur Begründung dafür herangezogen, weshalb diese Tiere Juden und Moslems als unrein gelten. «Wenn das Gesetz das Schweinefleisch verbietet, so vor allem deshalb, weil die Lebensgewohnheiten und die Nahrung des Tiers höchst unsauber und ekelerregend sind», schrieb etwa der jüdische Rechtsgelehrte Moses Maimonides im 12. Jahrhundert: Das Maul des Schweins sei «so schmutzig wie der Kot selbst». Die in der jüdischen und islamischen Welt vorherrschende Abneigung gegen Schweinefleisch kann mithin auch (aber nicht ausschließlich) als eine Art Übertragungs-Ekel verstanden werden: Sie bewahrt den Esser vor dem Verzehr eines Kotfressers und dadurch, mittelbar, vor dem Verzehr von Kot.

Natürlich kann man einem gläubigen Juden oder Moslem seinen aufrichtigen Ekel vor Schweinefleisch nicht ausreden, so wenig wie einem christlich geprägten Mitteleuropäer seinen Ekel vor Hundefleisch oder Heuschrecken – Tabus sind ihrem Wesen nach nicht rational verhandelbar. Dennoch dürfte klar sein, dass es sich bei diesem Ekelgefühl nicht nur um eine körperliche Schutzfunktion handelt, sondern um ein durch kulturelle und religiöse Gegebenheiten begründetes Tabu: Angehörige anderer Religionen wie Hindus oder Christen essen ja durchaus Schweinefleisch und empfinden dabei in der Regel kein Gefühl der Verunreinigung oder gar des Ekels.

Im Vorwort zu seiner *Dreck-Apotheke* übernahm Christian

Franz Paullini zum Beispiel dieselbe Argumentation, die 500 Jahre zuvor Moses Maimonides zur Erklärung des Schweinefleischtabus vorgebracht hatte – führte sie dann aber zu einem gänzlich anderen Ende.

> Dreckfresser sind wir alle. Alle Speisen und Früchte sind mit allerley Thiere und Gewürme Unflath besudelt. Was vor Ungeziefer beschmeist nicht das Gartenobst? [...] Kleine Fische essen wir mit Koth und allem [...] und lecken die Finger darnach. [...] Einem Schwein ist jeder Dreck angenehm, wir essens hinwieder samt dem Unflath, und düncken uns, gute Schnabelweide gehabt zu haben. [...] Summa: ein Mensch vom Scheitel biß zun Füssen ist ein rechter Sack voll Dreck: eine Sau, die sich immer im Koth wälzet.

Paullinis Argumentation ist bemerkenswert, kommt der Autor doch aufgrund derselben Prämissen – das Schwein frisst seinen Kot, und wenn wir es verzehren, nehmen wir diesen Schmutz in uns auf – zum genau entgegengesetzten Schluss wie Moses Maimonides. Die Unreinheit des Schweins interpretiert Paullini nicht als Grund, auf das Fleisch dieses Tiers zu verzichten, sondern dient ihm ganz im Gegenteil als Argument dafür, *noch mehr* Unreines zu essen. Jetzt erst recht, scheint er sagen zu wollen: Da wir Menschen sowieso ständig und unvermeidlich Exkremente zu uns nehmen, da wir also ohnehin nichts weiter als ein «Sack voll Dreck» sind, können wir getrost Urin und Kot auf unseren medikamentösen Speiseplan setzen und uns mit Appetit den Rezepten in der *Dreck-Apotheke* zuwenden. Mit anderen Worten: Der Mensch sollte sich erst gar nicht um Reinheit bemühen, sondern einfach seine unabänderliche schweinische Natur akzeptieren.

Aus verlegerischer Sicht ist Paullinis Argumentation verständlich, geht es ihm doch nicht zuletzt darum, etwaige Bedenken gegenüber den Ingredienzien seiner Rezepte zu zerstreuen. Zugleich äußert sich in ihr aber auch ein typisch christlich-abendländisches Verständnis vom Menschen als einem gefallenen, unsauberen, ja: ekelhaften Wesen. Schon der Zisterziensermönch Bernard von Clairveaux hatte im 12. Jahrhundert verkündet, sein irdischer Körper sei «von Dreck», und eben darum habe er «so dreckichte, unflätige […] Gedanken». Entsprechend ließ der spätmittelalterliche Dichter Johannes von Tepl in seinem berühmten Streitgespräch zwischen dem Ackermann und dem Tod einen zynischen Sensenmann verkünden, der Mensch sei nichts weiter als «ein ausgemachtes Dreckstück, ein schmutziges Triebwesen, ein Kotfaß, […] ein Stinkhaus» und «ein übelriechender Harnkrug». In dieselbe Richtung und, wie so oft, ein gutes Stück weiter ging der Reformator Martin Luther mit jenem Ausspruch, den er auf dem Sterbebett getan haben soll: «Ich bin der reiffe dreck, so ist die welt das weite arschloch» – und deshalb müssten sie, der Reformator und die ihn aus dem Enddarm des Lebens drückende irdische Sphäre, wohl bald voneinander lassen: «drumb sein wir wol zu scheiden.»

Aus all diesen Aussagen spricht ein enormer Selbstekel, eine neoplatonische Abscheu gegenüber dem Körper, der als bloße Verpackung (Sack, Kotfass, Harnkrug) für einen schmutzigen und den ganzen Leib von innen her dominierenden Verdauungsapparat gedacht wird. Ja bisweilen tritt der die Exkremente umhüllende Körper sogar vollkommen zurück und lässt das Endprodukt der Darmtätigkeit als das einzig wahre Wesen des Menschen erscheinen: Der Mensch ist ein unreiner Mist, der Mensch ist ein reifer Dreck – das heißt letztlich nichts anderes als: Der Mensch ist Scheiße. Und dies ist ganz offensichtlich, und bei aller Bedeutung des Stoffwechsels für das menschliche Leben, kein streng naturwissenschaftlicher Befund, sondern vor allem ein moralisches Urteil.

Am deutlichsten ist diese ethische Dimension wohl in dem Ausspruch von Bernard von Clairveaux zu erkennen, der die Schmutzigkeit seiner Gedanken direkt auf die Schäbigkeit seines sündhaften Leibes zurückführt. Doch auch für Martin Luther waren

Exkremente, wie der Literaturwissenschaftler Stephen Greenblatt gezeigt hat, vor allem mit Schuld assoziiert: mit einem nagenden Gefühl der Verfehlung, das tief in unserem Innern sitzt, das uns immer wieder drückt und bedrückt, und von dem wir uns erst am Lebensende ein für alle Mal lösen können – mit jenem finalen *crepitus mortis* (‹Todesfurz›), der nach mittelalterlicher Vorstellung die Seele aus dem Körper entlässt. Es ist in diesem Zusammenhang wohl kein Zufall, dass Luther, der lebenslang mit Verstopfung zu kämpfen hatte, die erlösende Einsicht in die Rechtfertigung des Menschen auf der Latrine der Wartburg erlangt haben soll.

Tatsächlich ist unser Kot in sehr konkretem Sinne, zumindest wenn wir keine Vegetarier sind, ein deutlich sichtbares Zeichen unserer Sündhaftigkeit, ja wenn man so will, ist er sogar «mit unserer ganzen Blutschuld beladen»: Lässt sich an ihm doch, wie Elias Canetti schreibt, «erkennen, was wir gemordet haben. [...] Er ist die zusammengepresste Summe sämtlicher Indizien gegen uns. Als unsere tägliche, fortgesetzte, als unsere nie unterbrochene Sünde stinkt und schreit er zum Himmel. [...] Es ist klar, daß man sich seiner schämt.» Vermutlich gilt deshalb die Scheiße von Fleischfressern in der Regel als ekelerregender als jene von Vegetariern: Der Geruch der Exkremente, den Karnivore hinterlassen, gemahnt an den Gestank der Verwesung. Der intensive Geruch von Skatol und Indol, der bei der Verdauung von tierischem Eiweiß entsteht, dient als untrügliches olfaktorisches Anzeichen für den Tiermord. Wenn der Kot von Fleischfressern, wie Canetti schreibt, zum Himmel stinkt, dann deshalb, weil der intensive Geruch dieser beiden chemischen Verbindungen einen möglicherweise dort oben thronenden Gott, auf jeden Fall aber den zwischen Scheiße und Himmel wohnenden Menschen an die im Namen der Ernährung begangenen Sünden wider die Kreatur erinnert. Die Scheiße von Fleischfressern ist eine sorgsam zerkleinerte und durch den Verdauungsprozess unkenntlich gemachte Tierleiche.

Darüber hinaus gemahnt uns die Scheiße aber immer wieder auch an unsere eigene Sterblichkeit. Da der Kot, wie wir gesehen haben, auf komplexe Weise zu unserem Körper gehört (hat), stirbt mit jedem Gang auf die Toilette auch ein Teil von uns. Das, was wir ausscheiden und in die finsteren Katakomben der Kanalisation spülen, waren einmal wir selbst: Jeder Stuhlgang ist ein kleiner Tod, jeder Druck auf den Spülknopf ein kleines Begräbnis, das unseren Partial-Leichnam – und damit auch den eigenen, in ungewisser Zukunft lauernden Tod – aus den Augen, aus dem Sinn schaffen soll.

Der Prozess der Exkretion, meinte entsprechend Arthur Schopenhauer, sei «nur dem Grade nach vom Tode verschieden»: Das «stete Aushauchen und Abwerfen von Materie», wie es beim Stuhlgang stattfinde, sei genau «dasselbe, was in erhöhter Potenz der Tod […] ist».

> Wie wir nun hiebei allezeit zufrieden sind, die Form zu erhalten, ohne die abgeworfene Materie zu betrauern; so haben wir uns auf gleiche Weise zu verhalten, wenn im Tode dasselbe in erhöhter Potenz und im ganzen geschieht, was täglich und stündlich im einzelnen bei der Exkretion vor sich geht: wie wir beim erstern gleichgültig sind, sollten wir beim andern nicht zurückbeben. Von diesem Standpunkt aus […] erscheint [es] ebenso töricht, Leichen einzubalsamieren, als es wäre, seine Auswürfe sorgfältig zu bewahren.

Auch wenn die meisten Menschen einem Toten gegenüber immer noch größere Pietät und Ehrfurcht walten lassen als gegenüber einem Scheißhaufen, so scheint doch hierin ein Schlüssel zum Verständnis dafür zu liegen, weshalb wir uns vor unseren Exkrementen so ekeln: Sie zeigen – wie das quintessenzielle Ekelobjekt, der verwesende Leichnam – dem Subjekt seine Grenzen, seine Endlichkeit auf. Sie führen ihm jene vollständige Auflösung der Form vor Augen, welche dem gesamten Körper eines Tages unweigerlich droht. Sie erinnern uns tagtäglich an den organischen Verfall alles Lebens.

Ekel, so könnte man also sagen, wird nicht notwendigerweise durch Dinge ausgelöst, die *physiologisch* schädlich für uns sind (Tabak, Gummibärchen, Knollenblätterpilze), sondern vor allem durch Substanzen, die unsere *psychologische* Integrität bedrohen – durch Substanzen, welche die Demarkationslinie zwischen Subjekt und Objekt, zwischen Ich und anderem, zwischen innen und außen, fest und flüssig, rein und unrein verwischen, und das heißt letzten Endes: unsere Identität in Frage stellen. Dies ist nun ganz offensichtlich bei der Scheiße in besonderem Maße der Fall: Sie ist eine Wanderin zwischen innen und außen, eine Substanz mit wechselhaften Farben und Aggregatszuständen, ein «Abjekt» (Julia Kristeva), das weder eindeutig zum Subjekt noch ganz zur Welt der Objekte gehört. «Ekelhaft ist das Chaotische, hinsichtlich Identität und Verschiedenheit weder Entschiedene noch in Entscheidung Befindliche», schreibt der Philosoph Hermann Schmitz: «Kot ist ekelhaft, weil er sowohl als weiche, warme Masse die protopathische [das heißt: zur Vitalsphäre gehörende] Tendenz des Leibes in aufdringlicher Nähe spiegelt, als auch etwas Chaotisches, schillernd Vielseitiges, nicht Festgelegtes an sich hat.» Er gehört zu unserem Körper, und er gehört doch nicht dazu. Er setzt sich aus einer Vielzahl von Speiseresten zusammen und lässt diese doch kaum noch als solche erkennen. Er ist bauchwarm und scheint zu leben, doch schon nach kurzer Zeit ist er kalt und tot. Kein Wunder, dass wir beim Gedanken, dass die Scheiße uns zu nahe kommen könnte, Ekel empfinden. Wir vermeiden die Berührung mit ihr ebenso wie den Körperkontakt mit einem Leichnam.

Und noch in einer weiteren Hinsicht sind Scheiße und Tod enge Verwandte – ist doch gerade die Toilette ein Ort, wo zahlreiche Menschen nicht nur einen Teil ihres Leibes ausschieden, sondern gleich ihr ganzes Leben aushauchten. Der römische Schriftsteller Seneca etwa berichtet voll Ehrfurcht, dass sich ein germanischer Sklave, um dem ihm zugedachten Tod in der Arena zu entkommen, auf einer Latrine ins Jenseits befördert habe: Er «stieß [...] sich das Holz, das zum Reinigen des Afters, mit einem Schwamm versehen, vorhanden ist, tief in die Kehle und tötete sich, indem er die Atemwege versperrte. Das hieß dem Tod Schmach antun!» Der römische Kaiser Elagabal wurde angeblich von seinen Häschern auf dem Abort ermordet, in den er sich geflüchtet hatte – um ihr Opfer zu entehren, warfen die Mörder den Leichnam anschließend in die Kloake. Der englische König Edmund wurde ermordet, während er gerade seinen natürlichen Bedürfnissen nachkam: Sein Mörder hielt sich in der Jauchegrube versteckt und stieß dem ahnungslosen König den Dolch von unten in die Gedärme. König Jakob I. von Schottland ereilte ein ähnliches Schicksal, er wurde 1437 im Dominikanerkloster zu Perth ermordet, als er durch die Latrine zu entfliehen versuchte. Im jüngeren popkulturellen Gedächtnis dürfte noch das tragische Ende von Vincent Vega aus dem Film *Pulp Fiction* präsent ein: Der von John Travolta gespielte Auftragskiller wird auf der Toilette erschossen, weil er fatalerweise seine Dienstwaffe nicht mit aufs Klo genommen hat – er schmökert stattdessen in *Madame Bovary*.

Wie diese Beispiele zeigen, ist die Toilette als Ort zur Herbeiführung eines gewaltsamen Todes geradezu prädestiniert. Zum einen ist der Mensch hier besonders verwundbar: Er legt, bevor er aufs Klo geht, sein Schwert und seine Rüstung ab oder seine Handfeuerwaffe auf den Küchentisch. Er ist, zumindest an einigen der empfindlichsten Stellen seines Körpers, nackt und durch seine Haltung und Tätigkeit weitgehend fluchtunfähig. Vor allem aber ist er in aller Regel allein: Die Toilette ist im wahrsten Sinne des Wortes ein Ab-Ort, ein von der Öffentlichkeit abgeschiedener Raum, wo selbst der Kaiser meist ohne Bewachung und, wie eine Redensart besagt, zu Fuß hingeht. Womit eine letzte, wichtige Parallele zwischen Leibesentleerung und Lebensende benannt wäre: Die Scheiße ist, wie der Tod, ein großer Gleichmacher.

Das Defäkieren ist eine zutiefst demokratische Angelegenheit. «Der Arsch ist der Plebejer, der Basisdemokrat und der Kosmopolit unter den Körperteilen», schreibt der Philosoph Peter Sloterdijk: «Er liefert die solide materialistische Basis.» Oder wie es ein plattdeutsches Sprichwort kurz und bündig darlegt: «schît is schît, [...] un wenn't ôk van'n eddelmann is.» Der Vorgang der Exkretion betrifft uns alle, ungeachtet unseres sozialen Standes, unseres Geschlechts, unserer Ethnie oder unserer Religionszugehörigkeit. Wir müssen scheißen, Tag für Tag, Jahr für Jahr – und wenn wir irgendwann damit aufhören, sind wir tot. Es ist in diesem Zusammenhang bezeichnend, dass der Beginn des literarischen Interesses an den städtischen Fäkalien und ihrer Beseitigung, etwa in den Schriften von Victor Hugo oder Henry Mayhew, zeitlich mit dem Erstarken demokratischer Ideen zusammenfiel. Wenn man, wie die Figur des Jean Valjean aus Hugos *Die Elenden*, längere Zeit in der Kanalisation von Paris zugebracht hat, fällt es vermutlich schwer, die über Tage herrschenden Standesunterschiede noch ernst zu nehmen. Vor Gott und der Scheiße sind alle Menschen gleich (Abbildung 6).

Am prägnantesten brachte diesen egalitären Aspekt der Darmtätigkeit aber ausgerechnet eine Adlige auf den Punkt, nämlich die Prinzessin Liselotte von der Pfalz, Herzogin von Orléans und Schwägerin von Ludwig XIV. «Ach, die verdammte Scheißerei!», schrieb sie am 9. Oktober 1694 in einem Brief an ihre Tante Sophie, Kurfürstin von Hannover:

> Den Lastenträgern, Gardesoldaten, Sänftenträgern, dem Volk dieses Kalibers billige ich es zu. Aber: die Kaiser scheißen, die Kaiserinnen scheißen, die Könige scheißen, die Königinnen scheißen, der Papst scheißt, die Kardinäle scheißen, die Fürsten

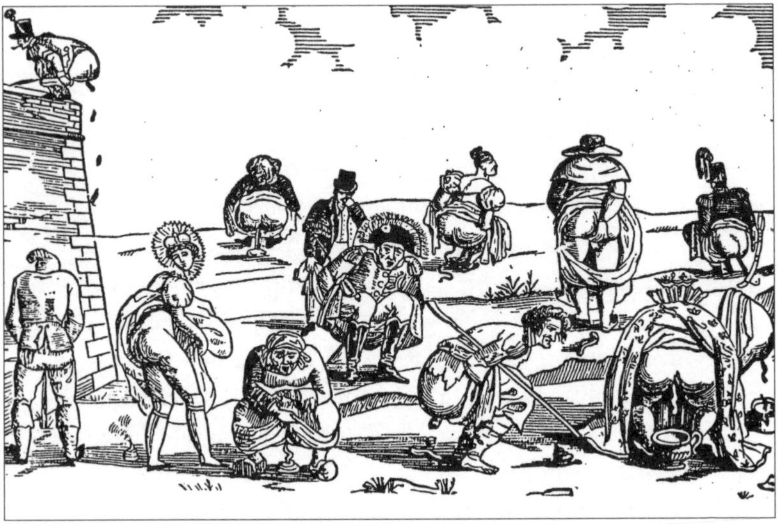

6 Egalité. Holzschnitt, Paris 1836

scheißen und die Erzbischöfe und Bischöfe scheißen, die Pfarrer und die Vikare scheißen. Geben Sie zu, die Welt ist voll von ekelhaften Leuten!

Auch wenn der Prinzessin die Vorstellung adliger und klerikaler Darmtätigkeit ganz offensichtlich zuwider ist: Ihr Bericht aus dem Herzen des französischen Hofes liest sich wie ein fäkalischer Totentanz. Wie ein frühneuzeitlicher *Danse macabre* ist die Liste der Scheißenden streng hierarchisch organisiert und nach geistlichen und weltlichen Oberhäuptern gegliedert; und wie beim Totentanz wird der irdischen Stellung des Würdenträgers stets der gleiche profane Gegenspieler gegenübergestellt. In diesem Sinne ist Liselottes Brief nichts weniger als eine melancholische Klage darüber, dass alle Menschen, Herren wie Knechte gleichermaßen, demselben unbarmherzigen Diktat des Körpers unterworfen sind. Alle müssen scheißen, das bedeutet letztlich nichts anderes als: Alle müssen sterben.

Und die aufgebrachte Adlige ging noch weiter: Der Prozess der Defäkation war ihr zufolge nicht nur in Bezug auf die Verzehrenden, sondern auch im Hinblick auf das Verzehrte ein großer Egalisator. «Wenn Sie glauben, einen hübschen kleinen Mund zu küssen, mit ganz weißen Zähnen», fuhr sie in dem Brief an ihre Tante fort: «– Sie küssen eine Scheißemühle: alle Köstlichkeiten, die Biscuits, die Pasteten, Torten, Füllungen, Schinken, Rebhühner und Fasanen usw., das Ganze existiert nur, um daraus gemahlene Scheiße zu machen.» Es sind also, wie Prinzessin Liselotte richtig ausführt, nicht nur alle Menschen Scheißer – sie verwandeln auch alles, was sie zu sich nehmen, in Scheiße. Ja in gewissem Sinne machen sie das Essen bereits in jenem Moment zu Kot, in dem sie es dem unaufhaltsamen Prozess des Stoffwechsels überantworten, nämlich wenn sie es in den Mund nehmen, mit Speichel benetzen und so den unaufhaltsamen Prozess der Zersetzung einläuten. Wenn man unser Essverhalten aber durch eine solch barocke Vanitas-Brille betrachtet – wenn man also den menschlichen Mund nur als «Scheißemühle» begreift und alle Genussmittel unter dem Gesichtspunkt, dass sie dem Tod durch Verdauen gewidmet sind – dann erscheint Christian Franz Paullinis unbarmherziges Diktum, dass wir uns ständig von Exkrementen ernähren, doch recht plausibel: Alles, was wir in den Mund nehmen, wird früher oder später zu Scheiße. Wir sind tatsächlich alle Dreckfresser.

Komisches Zeug

Betrachtet man die vorangegangenen Überlegungen zum Ekel sowie zum Defäkieren als einem kleinen Tod, so könnte man meinen, dass Milliarden Menschen tagtäglich in Tränen ausbrechen – sei es, weil der Anblick ihrer Exkremente sie radikal in ihrer Identität destabilisiert, sei es, weil er sie schmerzhaft an die Eitel- und Endlichkeit alles irdischen Daseins erinnert. Doch ist dies bekanntlich nicht der Fall, im Gegenteil: Es gibt wohl kaum etwas, das in unserem Kulturkreis größere Heiterkeit hervorzurufen vermag als ein Scheißhaufen, ein Witz über einen Scheißhaufen oder auch nur ein weithin hörbarer Furz – zumindest, solange die Scheiße, der Scherz oder der Furz dem Lachenden nicht zu nahe kommt und der soziale Rahmen eine solche Heiterkeit zulässt. Die Zahl der Witze, Wortspiele und Kinderreime, die sich um die ekelbesetzte Materie drehen, dürfte Legion sein: Man denke nur an Moritaten wie die von den Gestalten, die sich hilflos auf dem Donnerbalken wiederfanden («… und sie schrien nach Klopapier»), an die skatologischen Verse um den «Schweinehund» Bonifatius Kiesewetter («Nur ungern nimmt der Handelsmann / Statt barer Münze Scheiße an») oder an Sponti-Sprüche wie: «Leute, fresst Scheiße! Millionen Fliegen können nicht irren.»

Schon das erste weltliche Theaterstück in deutscher Sprache, das sogenannte Neidhartspiel aus dem 14. Jahrhundert, bezieht seine Komik und dramatische Ironie maßgeblich aus einem unter einem Hut verborgenen Scheißhaufen. Ein Gutteil der Schwänke um den mittelalterlichen Schalksnarren Till Eulenspiegel handelt, wie wir noch ausführlicher sehen werden, davon, dass Till seine Scheiße isst oder anderen Menschen zum Verzehr anbietet, dass er bei Fremden auf den Fußboden kackt, dass er den Pfarrer dazu bringt, in die eigene Kirche zu defäkieren oder mit der Hand mal so richtig in die Scheiße zu fassen (Abbildung 7). In Geoffrey Chaucers mittelenglischem Geschichtenzyklus *The Canterbury Tales* wird ungeliebten Nebenbuhlern unter Gelächter ins Gesicht gefurzt, in den Komödien Molières werden nächtliche Störenfriede mittels über ihren Köpfen entleerter Nachttöpfe zum Schweigen gebracht. Noch dreieinhalb Jahrhunderte später feierte der britische Komiker Sacha Baron Cohen einen weltweiten Lacherfolg, als er seine Filmfigur Borat eine Plastiktüte mit Exkrementen zu einer Dinnerparty bringen ließ. Viele Mutproben aus der MTV-Serie *Jackass*, in der tollkühne Männer mit BMX-Rädern in einen Swimmingpool voll Jauche springen oder sich in bis zum Anschlag gefüllten Dixi-Klos einen Hügel hinunterrollen lassen, muten wie popkulturelle Updates der inzwischen ein halbes Jahrtausend alten Eulenspiegeleien an. Die Halbwertszeit des Fäkalhumors ist also bemerkenswert hoch: Auch der Zahn der Zeit nagt offenbar nur ungern an der Scheiße.

Selbst mit dem so strikten Tabu des Kotverzehrs wird dabei auffallend häufig und heftig geflirtet: Das beschränkt sich nicht nur auf die koprophagen Streiche Till Eulenspiegels oder die Aktionen des italienischen Extremkomikers Leo Bassi, der in seinen Bühnenprogrammen bisweilen das Essen von Fäkalien simuliert. Die Faszination, welche die Koprophagie auszuüben vermag, äußert sich auch in allgemein üblichen und scherzhaft gemeinten Lebensmittelbezeichnungen wie ‹Bärendreck› (für die rein optisch ja tatsächlich an die Losung eines Wildtieres gemahnende Lakritze), in Wortspielen wie ‹K(n)ackwurst› sowie in Brauchtümern wie dem in Katalonien populären *caga tiò*. Hierbei handelt es sich um einen hohlen ‹Kack-Ast›, der während der Adventszeit in der Wohnung aufgehängt, von den Eltern mit Süßigkeiten gefüllt und schließlich

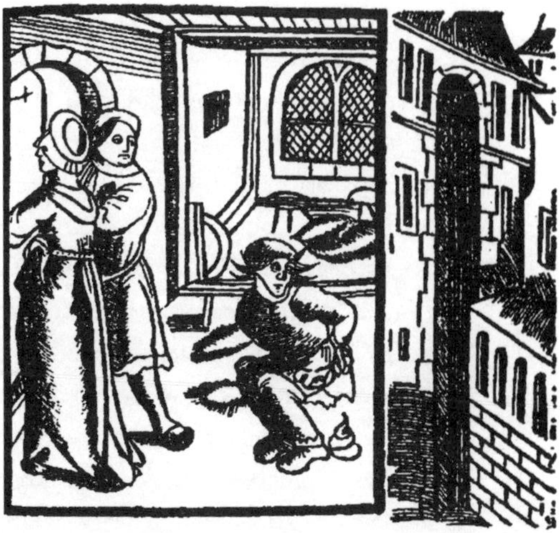

7 Eulenspiegels Standardstreich (1515)

zum Fest der Liebe von den jüngeren Familienangehörigen mit Stöcken verprügelt wird, während sie ihn zum Defäkieren von Naschwerk herausfordern; eine hierfür gebräuchliche Formel lautet, in der Übersetzung des Schriftstellers Michael Ebmeyer: «Weihnachtsast, kacke *torrons*, wenn du nicht kackst, dann setzt es was!» Dazu passend werden in katalonischen Bäckereien Schokopralinen in Form von Kothaufen angeboten, welche anscheinend mit Begeisterung – und allen Untersuchungen Paul Rozins zum Trotz – gekauft und verzehrt werden. Sogar der obenerwähnte, überaus drastische fäkalfetischistische Videoclip «2 girls 1 cup» erregte bei seinen Betrachtern, so weit man den im Internet veröffentlichten Reaktionen darauf trauen kann, nicht nur Ekel, sondern auch Heiterkeit, bis hin zu unbändigem, ja geradezu hysterischem Gelächter. Exkremente können eben nicht nur ekelhaft sein, sondern auch sehr komisch. Oder wie Michail Bachtin es ausdrückt: «Scheiße ist die *heitere Materie* […], die *Angst in Lachen* verwandelt.»

Tatsächlich handelt es sich beim Lachen nicht zuletzt um eine Bewältigungsstrategie. «Wir lachen, weil wir mit etwas nicht fertig werden», sagt der Philosoph Odo Marquard. «Das Lachen ist eine Möglichkeit der Distanz zu Situationen, in denen der Mensch keine Antwort mehr findet.» Die Tatsache, dass unser Körper alljährlich an die 100 Kilogramm einer stark riechenden, zum Verzehr ungeeigneten, weitgehend wertlosen Masse hervorbringt, mag ebenso konsternierend sein wie die Tatsache, dass eben derselbe Körper eines Tages einfach sterben und binnen kürzester Zeit zu einer nicht minder ekelbesetzten Materie zerfallen wird. Unser Stuhlgang bildet ein großes existenzphilosophisches Fragezeichen. Wie ist es möglich, dass all die von uns verzehrten Köstlichkeiten binnen weniger Tage zu Scheiße werden? Wie kann es sein, dass all die kostbaren Menschen, die wir lieben, eines Tages zu «Morast» werden (wie Franz Moor aus Schillers *Räubern* es, mit deutlich fäkalischem Unterton, formuliert)? Wozu essen beziehungsweise leben wir dann überhaupt?

Eine befriedigende Antwort auf diese Fragen zu finden, fällt den meisten modernen Menschen schwer, weshalb immer wieder das Lachen die peinliche Stille füllen muss: «Das Lachen», so Marquard, «ist die kleine Theodizee», eine bescheidene Rechtfertigung Gottes im Angesicht des Elends dieser Welt. So gesehen ist es eigentlich nur schlüssig, dass gerade Themen wie Tod, Krankheit oder eben niedere körperliche Verrichtungen wie die Defäkation bevorzugt in Witzen und Scherzen verhandelt werden. Sie ängstigen, verunsichern, ekeln uns – und gerade deshalb bringen sie uns zum Lachen.

Zudem sind Ekel und Lachen als physiologische Reaktionen einander gar nicht so unähnlich, wie man vielleicht vermuten würde. Beides sind distinktiv menschliche Reflexbewegungen – Winfried Menninghaus zufolge handelt es sich um «komplementäre Weisen […], ein Skandalon zu prozessieren, das anders unser System Wahrnehmung/Bewußtsein überwältigen würde». Beide

Reaktionsmuster dienen also in gewisser Weise der Abgrenzung, dem Schutz, der Aufrechterhaltung von physischen beziehungsweise psychischen Grenzen. Wie der Ekel, als «der negative Doppelgänger des Lachens», lässt auch ein Heiterkeitsanfall den gesamten Körper erzittern. Er löst konvulsivische Zuckungen aus und führt dazu, dass das Fremde, Bedrohliche, radikal Andere – der ungenießbare Gegenstand, der unerträgliche Gedanke – abrupt nach draußen befördert wird: im einen Fall mit einem Schwall von Magensäure, im anderen mit einem Strom von Luft und herausgeprusteten Speicheltropfen. Wer Scheiße isst, muss sich übergeben – wer bloß dabei zuschaut, kommt in der Regel mit einem ungläubigen oder angewiderten Lachen davon. Er wehrt das Unfassbare ab, indem er es weit von sich lacht.

Dem französischen Philosophen und Schriftsteller Georges Bataille zufolge ähnelt das Lachen in dieser Hinsicht dem Vorgang der Exkretion: «Die Deutung des Lachens als einer krampfartigen Bewegung der Schließmuskeln im Bereich der Mundhöhle, analog zur Bewegung der Schließmuskeln im Bereich der analen Höhlung während des Stuhlgangs», schreibt er,

> ist vermutlich die einzig befriedigende; in beiden Fällen sollte man sich vor Augen halten, welch grundlegende Rolle solchen Krampfbewegungen zu Ausscheidungszwecken für die menschliche Existenz zukommt. Wo schallend gelacht wird, ist somit unbestreitbar die Entladung der Nerven, die normalerweise durch den Anus […] hätte freigesetzt werden können, durch die Mundhöhle erfolgt.

Doch die Entspannung der Mundhöhle und des Schließmuskels sind nicht nur strukturell homologe Vorgänge – in Fällen extremer nervlicher Entladung können sie auch miteinander verknüpft sein. Nicht umsonst spricht man davon, dass man sich in besonders komischen Situationen ‹vor Lachen bepisst›, ‹bekackt› oder ‹eingeschissen› habe: Der Lacher geht in solchen Fällen, im wahrsten Sinne des Wortes, in die Hose.

Das Lachen – als *Ver*lachen, als *Heraus*lachen – hat hier gewissermaßen die Funktion eines Überdrückventils, welches hilft, die Integrität des Körpers aufrechtzuerhalten. Zugleich bewahrt es, als psycho-soziales Korrektiv, auch die Integrität des kollektiven Gesellschaftskörpers: Es verteidigt eine soziale Regel – also zum Beispiel das Tabu des Kotverzehrs oder das ungeschriebene Gesetz, dass man seine Exkremente nicht mit zu Tisch bringt –, indem es Abweichungen davon mit umgehendem Gelächter ahndet. Auch das Kleinkind in der Probierphase, das beim Abendessen ständig ‹Scheiße›, ‹Kacke› oder ‹Puploch› sagt und sich dabei vor Kichern kaum halten kann, demonstriert ja, dass es die gesellschaftlichen Regeln, den Gebrauch dieser Wörter betreffend, durchaus verstanden hat – es hat nur gerade keine Lust, sie zu befolgen, oder besser: Es hat Lust, sie herauszufordern. Es bringt seine Exkremente in verbaler Form zu Tisch und verlacht sich dafür selbst.

Erwachsene setzen sich nur äußerst ungern der sozialen Ächtung des Verlachtwerdens aus – es sei denn, sie werden, wie *Jackass*-Star Johnny Knoxville oder Sacha Baron Cohen, dafür angemessen entlohnt. Auch Till Eulenspiegel isst nur deshalb seine eigene Scheiße, weil er durch diese «grobe Schalckheit» einen Wettstreit gegen den Hofnarren des Königs von Polen gewinnt und dafür 20 Gulden und einen Satz neuer Kleider erhält. Zudem hat er, ähnlich wie Knoxvilles *Jackass*-Persona oder Cohens Filmfigur Borat, als professioneller Possenreißer keinen Ruf zu verlieren, sondern erfreut sich, im eigentlichen Wortsinn, der Narrenfreiheit.

Allerdings lassen sich Fäkal-Lacher natürlich nicht nur als subtile soziale Sanktionen für im weitesten Sinne ekelhaftes Verhalten verstehen. Wenn etwa der römische Dichter Martial in einem Epigramm ausführlich beschreibt, wie während eines Festmahls eine «Torte» herumgereicht wird – wenn er erzählt, wie sie begutachtet, bepustet und von gierigen Essern beschnuppert wird – wenn er berichtet, dass keiner der Tischgäste von ihr kosten mag, die Gründe dafür aber (wir ahnen sie bereits) im Dunkeln belässt – dann dient dieser ganze Handlungsaufbau vermutlich weder der scherzhaften Bekräftigung des Koprophagie-Tabus noch der Kritik an den dekadenten römischen Tischsitten, sondern schlicht der Vorbereitung für die ebenso banale wie absurdistisch anmutende Schlusspointe: *«merda fuit»*; die Torte war in Wirklichkeit ein Scheißhaufen.

Auch wenn die komische Kraft des Textes in den knapp 2000 Jahren seit seiner Abfassung erkennbar verblasst ist: Im Prinzip liest sich dieses Epigramm wie ein Lehrbuchbeispiel für die berühmte Definition Immanuel Kants, der Affekt des Lachens resultiere aus der «plötzlichen Verwandlung einer gespannten Erwartung in nichts». (Hierin ist das Lachen wiederum, wie Winfried Menninghaus gezeigt hat, dem Ekel verwandt: Beide werden von einem rapiden Spannungskollaps begleitet, sie münden aus einer rigiden Geistes-/Körperhaltung «in einen Nullzustand der angenehmen Entspannung bzw. angenehmen Entwarnung».) Da die Scheiße, wie wir gesehen haben, als die nichtige Substanz schlechthin gilt – ja da es sich bei ihr in gewisser Weise um eine Art Antimaterie handelt, die alle in ihrer Nähe befindlichen hehren Bedeutungen in sich aufsaugt – ist sie für eine solch abrupte Implosion gespannter Erwartungen geradezu ideal.

Das erwähnte Neidhartspiel etwa folgt einer ganz ähnlichen Dramaturgie wie das Martialsche Epigramm: Es zeigt, wie der Ritter und Minnesänger Neidhart von Reuental voll Freude das erste Veilchen des Frühlings entdeckt. Zum Schutz und als Zeichen der Inbesitznahme bedeckt er es mit seinem Hut und läuft eiligst davon, um den frohen Fund dem Herzog und seiner Gemahlin zu melden. Als Neidhart allerdings kurz darauf mit dem gesamten Hofstaat zurückkehrt, um die Blume feierlich zu enthüllen, ist das Veilchen von Bauern durch einen Kothaufen ersetzt worden –

die ganze feierlich-frohe Erwartung bricht in nichts, oder besser gesagt: in Scheiße zusammen. Der Herzog ist entrüstet, der Ritter entehrt. Die Lacher sind auf Seiten der Bauern sowie des Publikums, das sich gewissermaßen in Komplizenschaft mit den Veilchenschändern befindet: Anders als der arme Ritter wusste es ja um den Bedeutungsverlust des Veilchens.

Auch viele Streiche aus dem *Kurtzweilig Lesen von Dil Ulenspiegel* folgen diesem simplen komischen Prinzip: So verkauft Till Eulenspiegel in einer Episode dieser Geschichtensammlung der jüdischen Gemeinde zu Frankfurt am Main seine Exkremente als «Prophetenbeer», die es angeblich jedem, der sie isst, ermöglichen soll, in die Zukunft zu sehen. Unter Anteilnahme der gesamten Gemeinde nimmt ein Mann namens Isaac daraufhin die vermeintliche Beere in den Mund – doch alles, was er hernach als prophetische Wahrheit kundtun kann, ist die bittere Erkenntnis, dass man beschissen wurde. Noch auf dem Sterbebett kann sich Eulenspiegel Scherze dieser Art nicht verkneifen: Bevor der Priester kommt, um sich seinen letzten Ablass vergüten zu lassen, füllt Eulenspiegel einen Krug mit Scheiße und bedeckt sie mit ein paar Geldstücken. Er dürfe zwar eine Handvoll Münzen nehmen, warnt Eulenspiegel den Geistlichen noch, solle aber «greiffen [...] nit zu dieff». Doch es kommt, wie es kommen muss: Gierig, wie er ist, fasst der Priester tief in den dunklen Krug und macht sich dabei, im wahrsten Sinne des Wortes, die Hände schmutzig.

Natürlich lassen sich diese Episoden auch sozio-politisch deuten: als Ausdruck eines bereits im Mittelalter allgegenwärtigen Antisemitismus, als satirisch überzogene Darstellung klerikaler Habgier. Dennoch kann man sich als Leser nur schwer des Eindrucks erwehren, dass der anonyme Erzähler der Eulenspiegel-Geschichten vor allem darum bemüht war, schlicht Situationen zu schaffen, in denen möglichst große Erwartungshaltungen mit möglichst derbem Getöse zerdeppert werden – und da die Scheiße-als-solche im Spätmittelalter noch nicht so tabuiert gewesen sein dürfte, wie sie es heute ist, musste sie vermutlich mit möglichst sakrosankten Vorstellungen zur Kollision gebracht werden, um einen komischen Knall zu erzeugen.

Ob die «Juden zu Franckford» nun das zweite Kommen des Messias voraussehen möchten oder ein christlicher Priester möglichst viel Geld raffen will, ist für das Funktionieren der jeweiligen «Histori» beinahe gleichgültig, solange nur die komische Fallhöhe stimmt: Die Erwartungen müssen einfach möglichst hoch gehängt sein, damit sie maximal tief in die Scheiße stürzen können. Nur wer nach dem Himmel strebt, kann bodenlos enttäuscht werden. Ein von der Arbeit kommender Kanalreiniger, der in einen Hundehaufen tritt, ist nicht besonders komisch – ein in feinen Zwirn gekleideter Geschäftsmann, dem beim nonchalanten Sprung aus dem Cabriolet dasselbe Missgeschick widerfährt, hingegen schon.

Hier zeigt sich ein weiterer Aspekt des komischen Wirkens der Scheiße. «Eine Sache ist komisch», schreibt der Philosoph Manfred Frank, «wenn Wesen und Wirklichkeit inkongruent sind.» Mit anderen Worten: Komik bedarf der Kontraste, der semantischen Reibung. Einem Kanalarbeiter gestehen wir zu, dass er von Berufs wegen mit Kot beschmutzt ist – von einem Geschäftsmann erwarten wir peinliche Sauberkeit. Eine Klofrau darf und soll in eine verstopfte Toilettenschüssel greifen – ein Priester hingegen sollte lieber die Finger von der Scheiße lassen. Eigentlich trifft letztere Aussage auf so ziemlich alle erwachsenen Menschen zu, die nicht professionell mit der Beseitigung von Fäkalien oder mit Darmverschlüssen zu tun haben. Scheiße ist fast immer am falschen Ort, und ‹Scheiße› in fast allen sozialen Zusammenhängen das unpassende Wort. Da sie beinahe überall fehl am Platz ist, ist die Scheiße/‹Scheiße› geradezu dafür prädestiniert, Komik durch Inkongruenz hervorzurufen.

Dies zeigt sich vielleicht am deutlichsten an Gedichten oder Texten, die es sich zur Aufgabe gesetzt haben, den Umgang mit

Exkrementen für alle möglichen und unmöglichen Situationen durchzudeklinieren. Ein treffendes Beispiel aus dem Asservatenkämmerlein der deutschen Poesie dürften jene – auch von Erwachsenen immer wieder gern zitierten – Kinderverse sein, die in jeweils zwei durch Paarreim verbundenen Zeilen das segensreiche Wirken der Scheiße in allen Lebenslagen vorführen:

Scheiße in der Lampenschale
Dämpft das Licht im ganzen Saale

Scheiße auf den Geigensaiten
Lässt die Finger besser gleiten

Scheiße in den Manteltaschen
Hält die Kinder ab vom Naschen

Scheiße auf dem Autodach
Wird bei hundertachtzig flach

Der Zauber dieses Werks besteht zum einen darin, dass es – wie so viele volkstümliche Gedichte – beliebig weiterdichtbar ist, also zum komischen Mitmachen anregt und damit potentiell unendlich ist: *Alles*, so legt diese serielle Form nahe, kann mit Scheiße bedeckt, befleckt, moduliert, verschmiert werden, wenn man nur scharf genug nachdenkt und ein passendes Reimwort findet. Zum anderen und vor allem resultiert die komische Wirkung des Gedichts jedoch daraus, dass die Eigenschaften und das Materialverhalten der Scheiße unter den verschiedensten Bedingungen zwar phänomenologisch präzise beschrieben sind – dass aber zugleich die geschilderten Bedingungen selbst jeglicher lebensweltlichen Grundlage oder praktischen Erfahrung entbehren. Beinahe könnte man sagen, dass es sich dabei um surreale Situationen handelt, im Sinne der berühmten Definition des Comte de Lautréamont, surreal-schön sei die «zufällige Begegnung eines Regenschirmes mit einer Nähmaschine auf dem Seziertisch». Wer steckt sich schon, nur um Kindern eine Lehre zu erteilen, Exkremente in die Tasche? Wer lässt sich aus Gründen der leichteren Spielbarkeit auf die Geige kacken? Wie kommt der Haufen aufs Autodach, oder gar in die Lampenschale? All diese grundlegenden Fragen bleiben offen. Die in der jeweils ersten Zeile konstruierten Situationen erfreuen schlicht durch eine maximal irrationale Versuchsanordnung, die dann nachträglich, in der zweiten Reimzeile, scheinbar rational untermauert wird – was die Absurdität und Komik des Ganzen nur noch weiter steigert. Um noch einmal Immanuel Kant zu zitieren: «Es muß in allem, was ein lebhaft erschütterndes Lachen erregen soll, etwas Widersinniges sein. Woran der Verstand an sich kein Wohlgefallen finden sollte.»

Einen ähnlichen Weg wie dieses Reimspiel beschreitet das Kinderbuch *Der Kackofant* mit Texten des Dichters Klaus Cäsar Zehrer und Zeichnungen des Berliner Comic-Künstlers Fil. Das Buch beschreibt die Heldentaten jenes mythisch anmutenden Tieres, das dem Werk seinen Namen gibt: Vermutlich handelt es sich um einen entfernten Verwandten des Elefanten, der zwar keine Ohren, dafür aber zwei klobürstenartige Büschel auf dem Kopf hat; anstatt eines Rüssels trägt er eine geschwungene Klopapierrolle im Gesicht (Abbildung 8). Die vornehmste Eigenschaft des Kackofanten ist aber tief in seinem Innersten verborgen: Er kann jederzeit nach Belieben riesige Haufen setzen und rettet damit nicht nur immer wieder seine eigene Haut, sondern auch die anderer Tiere und Menschen. Mit einem Kackhaufen als Waffe wird ein Waidmann abgewehrt, der dem Kackofanten mit der Flinte zu Leibe rücken will. Mit einem anderen Haufen wird ein Feuer gelöscht. Ein dritter verhindert – als monumentaler Krater-Stöpsel – einen drohenden Vulkanausbruch. Ein vierter sichert das Überleben der hungrigen «Frau Fliege». Und eine ganze Reihe von Kackhaufen weist schließ-

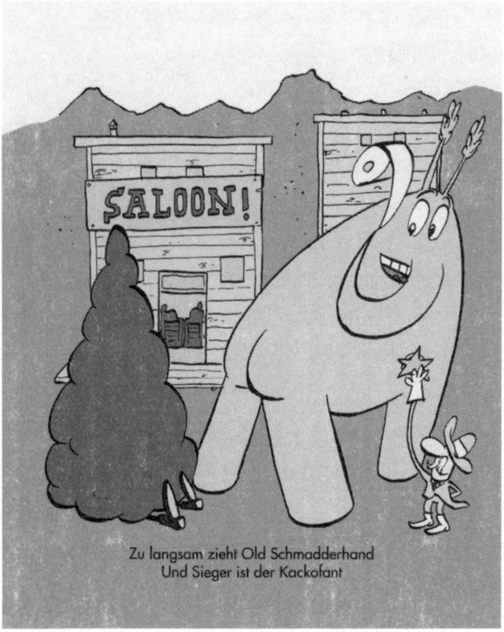

8 Klaus Cäsar Zehrer und Fil, Der Kackofant

lich zwei verlaufenen Kindern, wie die Steine im Märchen von Hänsel und Gretel, den Weg aus dem Wald: «Der Rückweg wird sofort erkannt / Macht man es so wie Kackofant.»

Die Freude an den surreal-komischen Versen und Zeichnungen wird noch erheblich durch den immer gleichen Endreim am Ende der Episoden gesteigert: Jede Strophe endet auf das Wort «Kackofant»; man weiß also stets, worauf alles hinausläuft, darf aber gespannt sein, wie man dort hingelangt. Auch die Tatsache, dass gerade die als so nutzlos geltende Kacke hier zum Allheilmittel für alle Lebenslagen erhoben wird, erfreut. Am widersinnigsten und damit nach Kantischer Definition am komischsten ist das Buch jedoch am Schluss, wenn mit pseudo-pädagogischem Gestus allen Kindern nahegelegt wird, es dem klorüsselbewehrten Helden gleichzutun und bei Gelegenheit auch mal selbst einen Haufen zu machen – als ob es einer solchen Aufforderung bedürfte: «Spielt doch mal selber Kackofant! / Doch wascht euch hinterher die Hand.» Auf einer Meta-Ebene schillert hier möglicherweise doch so etwas wie eine Aussage hinter dem elefantös durch die Sinnzusammenhänge trampelnden Fäkalhumor hervor: nämlich der Hinweis, dass man erzieherisch gemeinte Kinderbücher mit allegorischen Tiergeschichten nicht allzu ernst nehmen möge. Schon gar nicht, wenn sie *Der Kackofant* heißen.

Der komikhistorische Vor- und Übervater für solch seriell-surreale Formen des Fäkalhumors dürfte jene berühmte (allerdings, in jeder Hinsicht, ungereimte) Episode aus Rabelais' *Gargantua und Pantagruel* sein, in welcher der junge Gargantua seinen besonderen Scharfsinn unter Beweis stellt, indem er die Vor- und Nachteile der verschiedensten «Arschwische» darlegt. Sein Vater Grandgousier ist gerade von einem langen Feldzug zurückgekehrt. Er freut sich über den Anblick seines stattlichen, inzwischen fünf Jahre alten Sohnes, möchte aber vor allem wissen, ob Gargantua denn von seinen Ammen auch immer «sauber und reinlich gehalten» worden sei. Eine solche Steilvorlage zu verbaler Unreinlichkeit lässt sich Gargantua – oder vielmehr: Rabelais – natürlich nicht entgehen. Im ganzen Land gebe es keinen Knaben, der sauberer sei als er, entgegnet der Knabe. Er habe nämlich «durch lange und eingehende Versuche ein Mittel, mir den Arsch zu wischen, herausgefunden, wie es herrlicher, vortrefflicher und zuträglicher nicht sein könnte». Anstatt nun aber gleich zur Sache zu kommen und dieses Mittel zu benennen, lässt er erst einmal den bisweilen recht steinigen Weg zum perfekten Klopapier Revue passieren.

> Ich wischte mich einmal am samtenen Gesichtslärvchen einer Dame und fand es gut, denn die weiche Seide tat mir am Hintern ungemein wohl. Ein andermal mit einer Frauenhaube, und mit demselben Wohlgefühl. Ein andermal mit einem Halstuch.

Ein andermal mit einem Paar karminrot seidner Ohrklappen, aber daran hingen traubenweis vergoldete Scheißkugeln, und die zerschunden mir den ganzen Hintern. [...] Das Übel verging, als ich mich mit einer Pagenkappe wischte, die nach Schweizerart rundum schön mit Federn besetzt war. Als ich hiernach einmal hinter einem Busch kackte, fand ich da eine Märzkatze. Mit der wischte ich mich, aber ihre Krallen kratzten mir das ganze Perinäum wund und blutig. Das heilte ich wieder aus, als ich mich tags darauf mit den Handschuhen meiner Mutter wischte, die wunderherrlich nach Fotzsackerment dufteten. Danach wischte ich mich mit Salbei, mit Fenchel, mit Dill, Majoran, Rosen, Kürbis-, Kohl- und Runkelrübenblättern, mit Weinlaub, Eibisch, Königskerzen (die den Arsch scharlachrot färben), mit Lattich und Spinatblättern [...], dann mit Bingelkraut, Flöhkraut, Brennesseln, Beinwurz. Aber davon bekam ich das lombardische Blutkacken, und das ward ich wieder los, als ich mich mit meinem Hosenlatz wischte. Daraufhin wischte ich mich mit den Bettlaken, der Decke, den Vorhängen, mit einem Kissen, einem Teppich, einem grünen Tuch, einem Wischlappen, einem Handtuch, einem Schneuztüchlein, einer Zwehle und einem Hausrock. [...] Doch komme ich zum Schluß und sage und bleibe dabei, es geht kein Arschwisch über ein recht zartflaumiges Gänschen, wenn man nämlich seinen Kopf zwischen die Beine klemmt. [...] Denn Ihr verspürt dabei am Arschloch ein so wundersames Wollustgefühl, sowohl der weichen Flaumfedern wegen als auch wegen der temperierten Wärme des Gänsleins, die sich ohne weiteres dem Mastdarm und den anderen Eingeweiden mitteilt und dann sogar in die Gegend des Herzens und ins Hirn aufsteigt.

Über die analerotische Bedeutung des als Arschwisch favorisierten «Gänsleins», dessen phallischer Kopf dem Enddarm anscheinend ganz besonders schmeichelt, wird später noch zu sprechen sein.

Für die Komik des Textes entscheidend ist, dass Gargantua seine gesamte unbelebte und belebte Umwelt ausschließlich auf die Frage hin abklopft, ob sie sich zur angenehmen und wirkungsvollen Entfernung von Kot eignet. Ganz gleich, ob Kleidungsstück, Gewürzpflanze oder Haustier: In seinen Augen und unter seinen Händen kann wirklich alles zum Arschwisch werden.

Die Komik resultiert dabei wiederum maßgeblich aus der mal größeren, mal geringeren Inkongruenz zwischen den Sphären, die an Gargantuas Anus zusammengebracht werden: Je weiter der intendierte Gebrauch des Gegenstands oder Lebewesens und der profane Verwendungszweck, dem Gargantua ihn zuführt, auseinanderklaffen, desto größer ist der komische Effekt. Dass Gargantua sich mit seinem Hosenlatz den Hintern putzt, ist einfach nur derb. Dass er Salbei, Fenchel und Dill dazu verwendet, also Kräuter, die eigentlich zum Verzehr gedacht sind, ist schon amüsanter. Dass er schließlich die Handschuhe seiner Mutter mit Kot beschmutzt und dadurch – da die Handschuhe offenbar (auf nicht näher erklärte) Weise mit den mütterlichen Genitalien in intensiven Kontakt gekommen sind und nach «Fotzsackerment» duften – einen mittelbaren Akt des Inzests begeht, ist am regelwidrigsten und damit am komischsten. Die Tatsache, dass er seinem eigenen Vater – der nach Freudscher Lesart ja der Urheber und strengste Verfechter des Inzesttabus sein müsste – stolz von diesem symbolischen Tabubruch berichtet und dafür auch noch von diesem belobigt wird, macht die Szene nur noch grotesker.

Zugleich birgt die Form des Textes, ähnlich der Schlussmoral aus dem *Kackofant*, eine Lehre auf höherer Ebene: Wenn sich nämlich über solch unziemliche Fragen wie die Auswahl des besten Arschwischs so scharfsinnig, empirisch fundiert und auf solch hohem rhetorischen Niveau diskutieren lässt – dann lässt dies auch andere wissenschaftliche Dispute in anderem, fragwürdigerem Licht erscheinen. Wenn sich zu einem solch nichtswürdigen Thema solch umfängliche Listen erstellen lassen – dann eignen sich vielleicht auch andere Listen besser dazu, sich mit ihnen den Hintern abzuwischen. Ja vielleicht sind dann jegliche Aufstellungen, Verzeichnisse und Ordnungskonzepte ganz einfach Mist.

Dass Vorstellungen, die einem lieb und teuer sind, besser nicht mit der Scheiße in Berührung kommen sollten, wusste schon Platon. Einem der Grundpfeiler seiner Philosophie, der sogenannten Ideenlehre zufolge, existiert für alle Phänomene der irdischen Welt ein Urbild in der Welt der Ideen. Dieses Urbild ist den Erscheinungen der Sinnenwelt vorgängig, ja Letztere erhalten erst dadurch, dass sie an diesem wesenhaften Prinzip Anteil haben, ihre Existenz: Ohne die Idee der Gerechtigkeit könnte es keinen gerechten Menschen geben, ohne die Idee des Feuers könnte nichts brennen. Im Dialog *Parmenides* lässt Platon nun den jungen Sokrates auf einen würdigen intellektuellen Gegner treffen, auf jenen Philosophen, der dem Text seinen Namen gibt. Der weitaus ältere und erfahrenere Parmenides bleibt angesichts von Sokrates' Ausführungen zur Ideenlehre skeptisch – und glaubt schließlich zu wissen, wie er die Argumentation des Jüngeren *ad absurdum* führen kann. Wie sei es, fragt er suggestiv, mit «verächtlichen und gemeinen Dingen» wie zum Beispiel «Kot, Schmutz und dergleichen»? Sollte man für jedes dieser Phänomene, «wo es beinahe lächerlich scheinen könnte», ebenfalls ein Urbild annehmen? Mit anderen Worten: Gibt es eine transzendente, unabänderliche, ewige Idee der Scheiße?

Sokrates' Antwort fällt widersprüchlich aus: Natürlich, sagt er, gebe es für solch profane Dinge kein göttliches Urbild. «Gleichwohl», schränkt er umgehend ein, «hat mich schon mehrfach der Gedanke beunruhigt, ob nicht für alle Dinge die nämliche Annahme gelte. Aber stelle ich mich auf diesen Standpunkt, so treibt es mich alsbald wieder fort, denn es befällt mich dann die Furcht, in einen bodenlosen Abgrund von Albernheit zu versinken.» Was aber ist an der Idee der Scheiße so albern? Warum stürzt sie Sokrates, wie er – vermutlich mit der ihm eigenen Ironie – behauptet, in einen komischen Schlund? Die Antwort ist wohl darin zu suchen, dass «Kot, Schmutz und dergleichen» in der irdischen Sphäre der Sinnenwelt den niedrigsten, profansten Punkt markieren und damit vom Reich der Ideen denkbar weit entfernt, ja mit diesem abstrakten Konzept gänzlich unvereinbar zu sein scheinen: Kot ist nicht nur vergänglich, sondern bereits in Zersetzung begriffen. Er ist nicht nur irdisch, sondern geradezu ein Teil der Erde. Er ist nicht bloß zuhanden, sondern fast überall, erreichbarer, als den meisten Menschen lieb ist. Zudem ist er, wie wir gesehen haben, schwer zu definieren, schillernd und chaotisch. Würde man einer solchen Materie ein göttliches Pendant im Reich der Ideen zuordnen, wäre die ganze Ideenlehre desavouiert. Als Inbegriff des sterblichen, schmutzigen, irdischen Chaos ist die Scheiße imstande, jede noch so hehre Vorstellung ‹in den Dreck zu ziehen› – und sie damit dem Verlachen preiszugeben. «Exkremente bedeuten Materie und Leiblichkeit, und dies vor allem in ihrem *Lach*aspekt», schreibt Michail Bachtin. «Sie sind die geeignetste Materie zur degradierenden Verkörperlichung alles Hohen.»

Hiermit wäre eine letzte komische Qualität der Scheiße benannt: Sie kann nicht nur zu einem ekelbesetzten Abwehrlachen animieren. Sie ist nicht nur ein materialisiertes Über-Nichts, eine Art semantische Antimaterie, in das alle gespannten Erwartungshaltungen stürzen wie in ein schwarzes Loch. Sie ist nicht bloß in den meisten Situationen und Momenten höchst unangemessen, ja auf lachhafte Weise fehl am Platz. Sie ist auch und vor allem ein untrügliches Zeichen der Körperlichkeit, ja man könnte sagen: der Menschlichkeit. Bringt man sie mit abstrakten, immateriellen, ja über-menschlich gedachten Begriffen oder Personen in Verbindung, so entsteht eine besonders potente Form der Komik durch Inkongruenz.

Dies mag auch erklären, weshalb tragische Helden im Lauf eines Theaterstücks oder Kinofilms in der Regel kein einziges Mal aufs Klo müssen, während komische Figuren häufig von Leibschmerzen geplagt werden, unter Blähungen leiden oder Durchfall haben. Die Helden einer Tragödie, so will es die dramatische Konvention, sollen sich mit großen ethischen, politischen oder psychologischen Fragen beschäftigen, nicht aber mit ihrer Verdauung. Ein Charakter, der sich mit solch schnöden körperlichen Tätigkeiten wie Trinken, Rülpsen oder gar Defäkieren abgibt, wird fast automatisch zur komischen Figur, die man nicht weiter ernst zu nehmen braucht oder gar bemitleiden muss. Ein Hamlet, der durch Verdauungsprobleme an der Ausführung seiner Rachepläne gehindert würde, könnte nur wenig Furcht und Mitleid erregen – es muss schon die Melancholie sein, die ihm in die Quere kommt, oder seine verhängnisvolle Neigung zum Monologisieren. Der bereits erwähnte gewaltsame Tod von Vincent Vega, durchaus eine der Identifikationsfiguren in *Pulp Fiction*, dürfte auch eingefleischten John-Travolta-Fans, um im Bilde zu bleiben, am Arsch vorbeigehen, eben weil er auf einem Klo stattfindet. Was hat ein Profi-Killer wie er dort auch zu suchen? Er soll doch kaltblütig morden und nicht kacken! Dass ein skrupelloser Killer während eines Auftrags plötzlich übermächtigen Darmdruck empfindet und sich mit einem Paperback von Flaubert aufs Klo verfügt, ist ein gezielter Bruch einer Genre-Konvention und als solcher ein großer Kino-Lacher. Er lässt den Helden so menschlich erscheinen, wie er es üblicherweise nicht sein darf.

Auch und gerade an den Himmel der Verehrung entrückten Frauen gesteht die Konvention in der Regel keine nach außen hin erkennbare Darmtätigkeit zu, da eine solch schnöde körperliche Verrichtung die vergöttlichten Damen in die Niederungen der Normalsterblichen herunterziehen könnte. Als der futuristische Dichter Filippo Tommaso Marinetti das allseits verehrte Porträt der Mona Lisa dem Verlachen preisgeben wollte, musste er daher nichts weiter tun, als dem Gemälde einen neuen Namen zu geben: Der von ihm erdachte Titel *La Gioconda purgativa* – so viel wie ‹Die (von Darmdruck) befreit Lächelnde› – legt nahe, dass Lisas berühmter Silberblick sich nichts Höherem verdankt als der Tatsache, dass sie gerade prächtig gekackt hat. Hat man die Gedanken einmal so weit unter den Rand des Leonardo-Gemäldes schweifen lassen, wird man es nie wieder mit Ehrfurcht, oder ohne selbst versonnen zu lächeln, betrachten können.

Ähnliches gilt Friedrich Nietzsche zufolge auch für realistischere Objekte der Begierde: «Wenn wir ein Weib lieben, so haben wir leicht einen Hass auf die Natur, aller der widerlichen Natürlichkeiten gedenkend, denen jedes Weib ausgesetzt ist», schreibt der Philosoph in der *Fröhlichen Wissenschaft*. «‹Der Mensch unter der Haut› ist allen Liebenden ein Greuel und Ungedanke, eine Gottes- und Liebeslästerung.» Ein traditionelles Gegengift bei krankhafter Verliebtheit bestand deshalb früher darin, den unglücklich Liebenden mit den Exkrementen seiner Angebeteten zu konfrontieren: «Wie ihm aber einst ihr Mist in seine neue Schuh gelegt ward», berichtet Paullini in der *Dreck-Apotheke* über einen gelungenen Fall von Entliebung, «und er darin eine Stund lang gegangen und sich satt gerochen hatte, ward die Liebe auch stinckend. [...] Einem andern ward in einem Brey unwissend etwas vom gedörrten Koth der Liebsten gegeben, und dadurch eine abscheuliche Antipathie erwecket.»

Will man die Liebe hingegen bewahren, hegen und pflegen, so tut man gut daran, weder vom Kot der Angebeteten zu kosten noch ihm in anderer Weise zu nahe zu kommen. Der Abort ist daher auch in intimen Beziehungen meist ein Bereich, der vorzugsweise allein aufgesucht wird: Den Partner oder die Partnerin beim Stuhlgang zu beobachten oder gar zu beschnuppern ist, um eine Formulierung von Sigmund Freud zu borgen, vermutlich die wahre «allgemeinste Erniedrigung des Liebeslebens».

Die wohl treffendste literarische Umsetzung dieser Erkenntnis stammt aus der Feder des irischen Schriftstellers Jonathan Swift (der sich auch anderweitig als großer Fäkalkomiker hervortat). In seinem Gedicht «The Lady's Dressing Room» schildert er das erbarmungswürdige Treiben eines Mannes namens Strephon, der sich in Abwesenheit der von ihm angebeteten Celia in deren Zimmer schleicht – wobei «Dressing Room» im 18. Jahrhundert noch jenen Ort bezeichnete, wo Damen sich nicht nur ankleideten, sondern in jeder Bedeutung des Wortes ‹Toilette› machten.

Die Entdeckungen, die der Liebende dort machen muss, sind durchweg desillusionierend, weisen sie Strephon doch immer wieder unbarmherzig auf die Diskrepanz zwischen dem idealisierten Bild, das er sich von seiner Celia gemacht hat, und ihrer allzu lebensprallen Leiblichkeit hin. Celia selbst ist, wie gesagt, nicht da – sie ist aber dennoch, auf geisterhafte Art, durch ihre gesammelten Abjekte anwesend: durch all jene Substanzen also, die der menschliche Körper ausscheidet, abwirft, von sich gibt, und die aufgrund ihres schwammigen ontologischen Status als ekelerregend gelten. Unter den Achseln eines abgelegten Hemdes entdeckt Strephon Schweißflecken; zwischen den Zinken eines Kammes findet er Schuppen und Haare; in einem Waschzuber entdeckt er eine Mischung aus Spucke und Zahnbelag, in Handtüchern Ohrenschmalz und Nasenschleimhautsekret. Die schlimmste Offenbarung wartet jedoch in einer Ecke des Zimmers auf ihn, in einem mit eisernen Beschlägen verzierten Kasten, der von außen wie eine harmlose Wäschetruhe aussieht.

Swift vergleicht diese Truhe mit nichts weniger als der mythischen Büchse der Pandora. Als in der griechischen Mythologie der neugierige Epimetheus den Deckel von diesem ominösen Gefäß hebt, entsteigen ihm alle Sorgen und Schmerzen, Leiden und Laster des Universums. Als der neugierige Strephon die Abdeckung von Celias ‹Kasten› lüftet – es handelt sich natürlich um nichts anderes als ihren Leibstuhl –, entsteigen diesem zwar nur die Gestänker von Celias Exkrementen; doch auch Strephons Welt ist danach nicht mehr dieselbe. Um seinen Schrecken auch nur annähernd zu fassen, zitiert Swift Verse aus John Miltons Versepos *Paradise Lost:* Vor Strephons entsetzten Augen enthüllen sich «der Tiefe / Geheimnisse, das dunkle ewige Meer». Mit dem paradiesisch-naiven Blick des Knaben auf die Menschheit ist es fortan vorbei. Alle Menschen, so seine schmerzhafte Erkenntnis, müssen kacken – sogar die schöne Celia:

Thus finishing his grand Survey,
Disgusted *Strephon* stole away
Repeating in his amorous Fits,
Oh! *Celia, Celia, Celia* shits!

Nachdem der arme Strephon dergestalt seine Unschuld eingebüßt hat, ist er für die Damenwelt unrettbar verloren: Sobald er eine schöne Frau sieht, muss er unwillkürlich an ihre Exkremente denken. Sobald er aber Exkremente riecht, muss er umgehend an eine schöne Frau denken. Ein wahrhafter Teufelskreis – dabei hatte es zu Beginn des Gedichts noch vollmundig geheißen, Celia sei eine «Göttin». Offenbar ist sie eben doch nur ein Mensch. Und das heißt nicht zuletzt: Sie ist komisch.

Gott ist Kot

Als die australischen Entdecker Mick und Danny Leahy in den 1930er Jahren als erste europäischstämmige Menschen das Hochland von Papua Neuguinea bereisten, soll die indigene Bevölkerung sie zunächst für Wesen aus einer anderen Welt gehalten haben. Erst, als sie die Exkremente der beiden entdeckten, sollen die Einheimischen ihre übertrieben positive Meinung über die Kolonisatoren geändert haben. Die Tatsache, dass die Fremden kackten, machte sie als Gottheiten unbrauchbar.

Kein Wunder: Denn was für tragische Helden und schöne Frauen gilt, das gilt erst recht für Göttinnen und Götter. Man möchte ihnen, jedenfalls wenn man sie verehrt oder zumindest ernst nehmen will, solch profane Tätigkeiten wie Schwitzen, Urinieren oder gar Defäkieren nicht zugestehen. So bemerkte schon Martin Luther über eine Ansicht, die ihm besonders einfältig erschien: «aber solche klugheit ist eben (*so*) als wenn ich spreche [...], gott kann nicht leben, denn er iszt und trinket nicht, kacket und bisset nicht.» Mit anderen Worten: Da Gott, als metaphysische Größe, keinen Körper hat, sind auch Fragen wie die, ob er sich mit solch irdischen Verrichtungen wie der Nahrungsaufnahme und -verdauung befassen muss, obsolet, ja dummes Zeug.

Wie tief die Auffassung von der Körperlosigkeit des Gott-Vaters in der christlichen Psyche wurzelt, zeigt sich etwa an dem lebhaften Entsetzen, mit dem sich der Schweizer Psychologe C. G. Jung noch im Alter daran erinnerte, wie er als Kind einmal ebendieses Dogma in Frage gestellt hatte. Beim Betrachten des Basler Münsters, beim

Anblick des blauen Sommerhimmels, beim Gedanken an den Himmelsthron, der über all dem schwebte, überkam den damals zwölfjährigen Knaben, wie Jung in seiner Autobiographie berichtet, mit einem Mal ein «verbotene[r] Gedanke»: der Gedanke an «etwas Verruchtes», etwas «unvorstellbar Böses», ja die «größte Sünde» überhaupt, für die, so glaubte der Knabe, man gewiss «auf ewig in die Hölle verdammt» wird. Der Gedanke erschien dem Zwölfjährigen so schrecklich, dass er drei qualvolle Tage und Nächte versuchte, sie aus seinem Bewusstsein zu verdrängen. Erst als die Pein übermächtig und dem Jungen klar wurde, dass Gott ihn offenbar auf die Probe stellen wollte, gab er sich dem Gedanken ganz hin. Und erst viele Jahrzehnte später wagte es der Psychologe, auch anderen davon zu berichten:

> Vor meinen Augen stand das schöne Münster, darüber der blaue Himmel, Gott sitzt auf goldenem Thron, hoch über der Welt, und unter dem Thron fällt ein ungeheures Exkrement auf das neue bunte Kirchendach, zerschmettert es und bricht die Kirchenwände auseinander. Das war es also. Ich spürte eine ungeheure Erleichterung und eine unbeschreibliche Erlösung. An Stelle der erwarteten Verdammnis war Gnade über mich gekommen und damit eine unaussprechliche Seligkeit [...].

Die Gnade, die der Knabe erfuhr, resultierte – so interpretierte es Jung zumindest siebzig Jahre später – aus seinem unbedingten Gehorsam gegenüber Gott. Gott habe ihn gezwungen, etwas zu denken, das mit der kirchlichen Lehre unvereinbar schien, ja etwas, das einem Sprung ins «Höllenfeuer» gleichkam; doch der Knabe merkte, dass er diesem Zwang, ohne Schaden zu nehmen, Folge leisten konnte. Er ließ den verruchten Gedanken zu, erntete dafür aber nicht etwa ewige Verdammnis, sondern «unaussprechliche Seligkeit». Ja für einen Augenblick fühlte er sich sogar gewissermaßen ganz eins mit Gott: Im Moment seiner Erkenntnis spürte er eine «ungeheure Erleichterung» – gerade so, als ob nicht der Herr, sondern er selbst auf dem Himmelsthron gesessen und ein münstergroßes Exkrement von sich gegeben habe.

Traditionen und Institutionen, scheint Jung sagen zu wollen, sind nichts – individuelle göttliche Inspiration ist alles. Gott, so Jung, stehe nämlich «über Bibel und Kirche»; ja er *sitzt* in Jungs Vision sogar wortwörtlich über dem örtlichen Hauptsitz der evangelisch-reformierten Kirche, und sein Verhalten legt nahe, dass er für deren Lehren wenig übrig hat. Wollte man C. G. Jungs weitläufige Überlegungen zu der theologischen Bedeutung seiner Exkrementalvision in einem schlichten Satz zusammenfassen, so könnte dieser lauten: Gott scheißt auf die institutionalisierte Kirche. Er scheißt auch auf das Dogma, dass er keinen Körper habe und mithin nicht scheißen könne. Zugleich legt er diese Aussage performativ dar: Denn wenn er nicht scheißen könnte, dann könnte er ja auch nicht auf die Lehre scheißen, dass er nicht scheißen kann.

So erschütternd und wegweisend dieses Kindheitserlebnis für C. G. Jung auch gewesen sein mag: Er war mit seinen ‹ketzerischen› Gedanken zum Stuhlgang Gottes nicht allein. Schon Voltaire hatte sich in seinen *Questions sur l'Encyclopédie, par des amateurs* mit den theologischen Implikationen der Scheiße befasst und die Blauäugigkeit jener Christenmenschen beklagt, die wacker an ihre Gottebenbildlichkeit glauben, obwohl sie doch ihr täglicher Stuhlgang eines Besseren belehren könnte:

> O Mensch! der du es wagst, dich als Ebenbild Gottes zu bezeichnen, sag mir, ob Gott isst, und ob er einen Enddarm hat. Du willst ein Ebenbild Gottes sein – und dein körperliches und seelisches Wohlbefinden hängt von deiner Verdauung ab! Du willst ein Ebenbild Gottes sein – du, auf deinem Nachtstuhl! War der erste, der diese Unverschämtheit von sich gab, besonders dumm oder einfach nur besonders anmaßend?

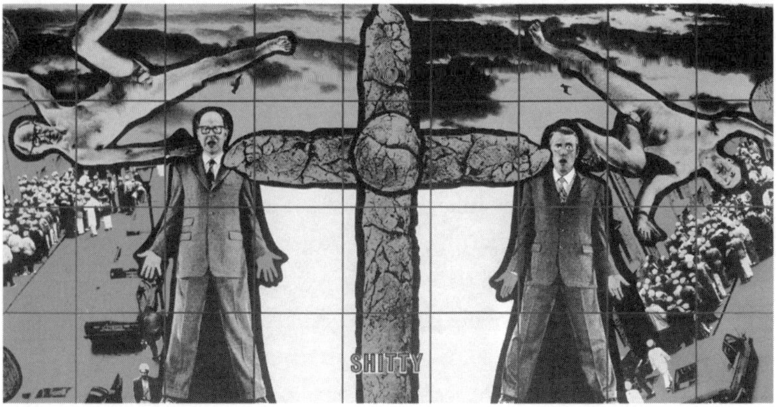

9 Gilbert & George, Shitty (1994)

Der tschechische Schriftsteller Milan Kundera griff diesen Gedanken zweihundert Jahre später noch einmal auf und ließ den Autor-Erzähler in seinem Roman *Die unerträgliche Leichtigkeit des Seins* ausführlich über das Wesen der Scheiße räsonieren: Auch er habe sich, so Kundera, als Kind bei dem plötzlich aufkeimenden Gedanken erschrocken, dass der auf einer Wolke thronende Gott auch Eingeweide haben könnte. Denn obwohl er aus einer eher atheistischen Familie stamme, sei ihm sofort klar gewesen, «daß die Vorstellung von göttlichen Därmen Blasphemie ist». Wenn aber Gott keine Därme hat – warum ist der Mensch dann mit dem Makel der Verdauung behaftet? «Ohne jegliche theologische Vorbildung», so Kundera, habe er «spontan die Unvereinbarkeit von Scheiße und Gott begriffen und folglich auch die Fragwürdigkeit der Grundthese christlicher Anthropologie, nach der der Mensch als Ebenbild Gottes geschaffen wurde».

Die Tatsache, dass der Mensch kacken muss, Gott hingegen nicht, hat für Kundera weitreichende theologische Konsequenzen. Den Prozess der Defäkation, dem wir Menschen unterworfen sind, interpretiert er als den «tägliche[n] Beweis für die Unannehmbarkeit der Schöpfung». Und der Ekel, den wir vor der Scheiße empfinden, sei ein Resultat unseres kreatürlichen Selbsthasses – ein Ausdruck der Enttäuschung darüber, dass wir fehlerhafte, Gott nicht ebenbildliche Wesen sind. «Die Mißbilligung der Scheiße ist metaphysischer Natur», schreibt Kundera. «Die Scheiße ist ein schwierigeres theologisches Problem als das Böse.»

Beinahe noch vertrackter als das Verhältnis des Gott-Vaters zur Scheiße ist die Frage, wie es denn um die Verdauung seines Sohns bestellt sei – hat dieser doch kraft seiner Doppelnatur sowohl an der Sphäre des Göttlichen als auch am Bereich des Menschlichen Anteil: Als Christus ist er Gottessohn und zweite Person der Trinität; als Jesus von Nazareth ist er ein sterblicher Mensch, mit allen körperlichen Eigenheiten, die zum irdischen Dasein dazugehören.

Der antike Gnostiker Valentinus, der Mitte des 2. Jahrhunderts in Rom lehrte, versuchte dieses Dilemma zu lösen, indem er postulierte, dass Jesus zwar gegessen und getrunken, nicht aber defäkiert habe. Durch diesen Kompromiss ließ er Jesus zwar an der Sphäre des Menschlichen teilhaben, entband ihn aber von dem – wohl als allzu profan, lächerlich und unrein empfundenen – Bedürfnis des Stuhlgangs. Noch knapp zwei Jahrtausende später sollte Sigmund Freuds Patient Sergius Pankejeff, der sogenannte Wolfsmann, dieses Erklärungsmuster bemühen, um sich die Vorstellung eines defäkierenden Jesus zu ersparen. Eine der ersten Fragen, die den knapp fünfjährigen Jungen umtrieb, als ihm sein Kindermädchen das Neue Testament vorlas, war nämlich die, «ob Christus auch einen Hintern gehabt habe». Das Kindermädchen, die sogenannte «Nanja», erklärte ihm daraufhin, Jesus sei «ein Gott gewesen und auch ein Mensch» – und als Letzterer habe er natürlich «alles gehabt und getan wie die anderen Menschen».

> Das befriedigte ihn nun gar nicht, aber er wußte sich selbst zu trösten, indem er sich sagte, der Hintere sei ja nur die Fortsetzung der Beine. Die kaum beschwichtigte Angst, die heilige

> Person erniedrigen zu müssen, flammte wieder auf, als ihm die Frage auftauchte, ob Christus auch geschissen habe. Die Frage getraute er sich nicht, der frommen Nanja vorzulegen, aber er fand selbst eine Ausflucht, die sie ihm nicht hätte besser zeigen können. Da Christus Wein aus dem Nichts gemacht, hätte er auch das Essen zu nichts machen und sich so die Defäkation ersparen können.

Dieses vom streng christlich erzogenen Wolfsmann vorgebrachte Erklärungsmuster mag nun nicht nur seinem Sinn fürs Dekorum geschuldet sein (die lachhafte Vorstellung eines defäkierenden Christus ‹gehört sich einfach nicht›). Es handelt sich vermutlich auch nicht bloß um den Ausdruck einer verdrängten Homosexualität, wie Sigmund Freud diagnostizierte (wenn Christus einen Hintern hat, so Freud, dann kann er «vom Vater gebraucht werden […] wie ein Weib»). Nein, für diese Erklärung gibt es auch gewichtige theologische Gründe.

Zum einen gemahnt die Scheiße, wie wir gesehen haben, immer wieder an die Sterblichkeit des Menschen. Wenn aber Jesus Christus gerade durch seinen Kreuzestod und seine Auferstehung die Macht des Todes überwunden, ihm seinen «Stachel» gezogen hat (1 Kor 15,55), dann mag es, zumindest für einen tiefgläubigen fünfjährigen Knaben, naheliegen, diese negative Seite von Jesu Leiblichkeit auszublenden. Wer auf Erden keinen Leichnam hinterlässt, der hinterlässt vermutlich auch keine Exkremente: Er ist vom Ruch der Defäkation und der Verwesung frei. Zum Zweiten symbolisieren unsere Ausscheidungen, wie wir im folgenden Kapitel noch ausführlicher sehen werden, nicht nur den Tod, sondern oft genug auch den Ort der Verdammnis selbst: «Die Hölle ist eine tiefe, finstere Gestankgrube», schrieb etwa der heilige Tertullian, ein Zeitgenosse des Valentinus, «in die der Unrat der ganzen Welt zusammenfließt.» Die Weigerung des Wolfsmanns, sich Jesus als Defäkierenden vorzustellen, mag also auch daher rühren, dass er den Erlöser und Bezwinger des Teufels von assoziativen Verbindungen mit dessen Reich so weit wie möglich fernhalten wollte. Zum Dritten und Letzten kann das Defäkieren aber auch als Ausdruck und sichtbares Zeichen des menschlichen Sündenfalls verstanden werden – nicht nur die Hölle, sondern sogar die gesamte irdische Welt wäre demnach nichts weiter als eine Gestankgrube: «ein *Kloak*, wo aller Unrath aus andern Welten hingebannt worden», wie Immanuel Kant es in seiner Schrift *Das Ende aller Dinge* formuliert.

Ein Erklärungsmuster für die Existenz der Scheiße, sozusagen ihre Ätiologie oder mythologische Rechtfertigung, besteht nämlich darin, dass sie – zusammen mit der Erkenntnis von Gut und Böse – durch Adams und Evas Biss in den Apfel in die Welt gekommen sei. Der exkrementelle «Überschuß» der anderen Früchte aus dem Paradiesgarten habe sich, wie Kant diesen Mythos referiert, «nach ihrem Genuß durch unmerkliche Ausdünstung verlor[en]» – gerade so wie Jesus, in der Vorstellung des Wolfsmanns, die Rückstände des Verzehrten in nichts verwandelte. Der Baum der Erkenntnis hingegen zeichnete sich gerade dadurch aus, dass er «eine reizende, aber solche Frucht trug, die sich nicht ausschwitzen ließ».

> Da unsre ersten Eltern sich nun gelüsten ließen, ungeachtet des Verbots dennoch davon zu kosten: so war, damit sie den Himmel nicht beschmutzten, kein andrer Rath, als daß einer der Engel ihnen die Erde in weiter Ferne zeigte mit den Worten: «Das ist der Abtritt für das ganze Universum», sie sodann dahinführte, um das Benöthigte zu verrichten, und darauf mit Hinterlassung derselben zum Himmel zurückflog. Davon sei nun das menschliche Geschlecht auf Erden entsprungen.

So Immanuel Kant. Die Strafe dafür, dass Adam und Eva vom Baum der Erkenntnis naschten, bestand also nicht nur im Verlust ihrer Unsterblichkeit, sondern zunächst einmal vor allem im Verlust ihrer Verdauungslosigkeit: Sie und all ihre Nachkommen erleiden seitdem tagtäglich den kleinen Tod der Defäkation. Und da dieser, anders als das tatsächliche Lebensende, andauernd stattfindet, ist er das sichtbarste Zeichen des Sündenfalls, eine beständige Erinnerung an den adamitischen Ungehorsam.

Wenn Jesus Christus aber gekommen ist, um die gefallene Menschheit von den Folgen der Erbsünde zu erlösen – ja da er als zweite Person der Trinität ebenjene Schöpfung urständlich vermittelt hat, die durch Adam und Eva zu Fall gebracht wurde –, liegt es nahe, dass er an den Folgen der Erbsünde nicht teilhat. Mit anderen Worten: Als Erlöser kann und muss er sich zwar mit den von ihm Erretteten gemein machen – er braucht deswegen aber nicht alle ihre schlechten Eigenschaften anzunehmen. Jesus mag zwar im Kreuzestod die Schuld der Welt auf sich genommen haben – doch bis zu diesem Moment ist er von den fäkalen Folgen des Sündenfalls ausgenommen.

Einen ähnlichen Schluss legt das Gemälde *Der Kalvarienberg* des niederländischen Malers Philips Wouwerman aus dem Jahr 1652 nahe. Das Thema des Bilds ist aus der christlichen Ikonographie wohlbekannt: Auf einem Hügel, auf ebenjener Schädelstätte, die dem Gemälde seinen Namen gibt, stehen vor blitzdurchzucktem Himmel drei Kreuze. Vor dem mittleren Kreuz knien die drei Marien, etwas links davon sitzen römische Soldaten und würfeln um die Kleidung des Hinrichtungsopfers. Eher ungewöhnlich ist hingegen die Pointe, die der Maler links unten am Bildrand plaziert hat. An einem Flusslauf, etwas abseits, aber durch seine Blickrichtung sowie einen aufsteigenden Fußpfad deutlich mit dem Gekreuzigten verbunden, sitzt ein Mann mit heruntergelassener Hose und kackt.

Nun könnte man diesen Kackenden als bloßen Ausdruck der Derbheit der niederländischen Barockmalerei abtun (tatsächlich tummeln sich in den Gemälden von Wouwerman und seinen Zeitgenossen zahllose Menschen mit akutem Harn- und Stuhldrang) oder ihn als Zeichen für die Ignoranz der Anwesenden gegenüber der menschheitsgeschichtlichen Bedeutung des Geschehens deuten, als Zeichen der Verachtung und des Hohns. Allerdings fordern die Gleichzeitigkeit der Ereignisse sowie die optische Verbindung, in welcher der scheißende Mensch und der sterbende Messias zueinander stehen, förmlich dazu auf, die beiden Geschehnisse assoziativ zu verknüpfen. Auch Jesus, so scheint die Szene zu besagen, ist im Moment seines Todes, wie der Defäkierende am Flusslauf, ganz Mensch – mit all den Schwächen und dem Schrecken, den das Menschsein mit sich bringt. Er fleht im Angesicht des Todes um sein Leben, er hadert und weint – und vermutlich ist auch er jenem profanen körperlichen Vorgang unterworfen, der üblicherweise den Exitus begleitet: Die Körperspannung erlahmt, der Schließmuskel erschlafft. Der Darm und die Harnblase entleeren sich.

Tatsächlich wird in der abendländischen Kunst, und nicht zuletzt in der Volkskunst, immer wieder auf die Menschlichkeit Jesu hingewiesen, indem mehr oder weniger deutlich auf seinen Stuhlgang angespielt wird – und zwar nicht nur im Augenblick seines Todes, sondern bereits im Moment seiner Geburt. Auf der Weihnachtsdarstellung des Isenheimer Altars von Matthias Grünewald etwa steht zu Füßen der Madonna mit dem Jesusknaben – unter dem Bett, auf dem die beiden sitzen – deutlich sichtbar ein Gefäß, das einem Nachttopf gleicht (Abbildung 10). Es wird häufig als Hinweis darauf interpretiert, dass Jesus als Mensch, und damit im wahrsten Sinne des Wortes ‹zwischen Urin und Kot› geboren wurde: neben dem Mist von Ochse und Esel und als Sohn einer menschlichen Mutter.

In der spanischen Region Katalonien wird man noch deutlicher. Hier gehört seit dem frühen 18. Jahrhundert eine Figur zur Grundausstattung vieler Weihnachtskrippen, die wie ein heiterer Wiedergänger von Wouwermans Kalvarienbergbeschmutzer anmutet:

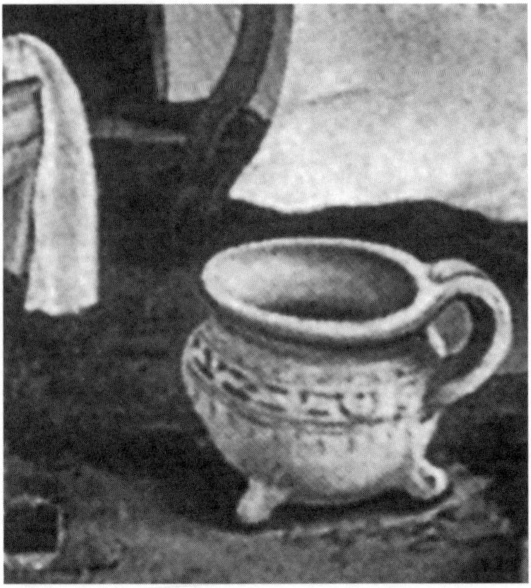

10 Der Nachttopf Jesu

der so genannte *caganer*, zu Deutsch ‹Kacker›. In der traditionellen Variante trägt er die Tracht eines katalanischen Bauern. Seit den 1970er Jahren sitzt manchmal eine weibliche *caganera* an seiner statt, und inzwischen, infolge eines regelrechten *caganer*-Booms, gibt es sogar Darstellungen des Papstes, des spanischen Kronprinzenpaars, von katalonischen Politikern oder von Fußballern wie Luis Figo. Doch egal, welche Kleidung und wessen Gesicht er trägt, eine Eigenschaft ist konstant: Der *caganer* hockt irgendwo hinter der Krippe und kackt. (Kenner der amerikanischen Zeichentrick-Serie *South Park* werden sich an eine Figur namens *Mr. Hankey, the Christmas Poo* erinnert fühlen: Diese besteht aus einem Scheißhaufen mit rot-weißer Zipfelmütze und tritt, der Name verrät es, ebenfalls ausschließlich zur Weihnachtszeit auf.)

Offizieller folkloristischer Lesart zufolge soll die Figur des *caganers* den Kreislauf des Lebens versinnbildlichen: das Verwesende, das zu Dünger wird und damit die Erde nährt. In den Worten von

Michail Bachtin: «Der Körper gibt der Erde, solange er lebt, Kot, der Kot macht die Erde fruchtbar, ebenso wie der Körper eines Toten.» Der Autor Michael Ebmeyer hingegen interpretiert den *caganer* als subversiv-komischen «Kontrapunkt zum bürgerlichen Grauen vor der Verdauung»: Seine Faszination, so Ebmeyer, erwachse daraus, dass er das Unfeierliche im Feierlichen präsentiere, das «Profane im Heiligen, das Grotesk-Irdische gleich neben der Göttergeburt». Inmitten der weihnachtssternblitzenden Festlichkeit erinnert der *caganer* daran, dass das Heilsgeschehen der Weihnachtsgeschichte sich ausgerechnet in einem ärmlichen Stall ereignet – in einer Welt, die je nach Auffassung beschissen ist, oder in der zumindest nach Leibeskräften geschissen wird. Darüber hinaus scheint die Figur des kackenden Katalanen aber auch den bereits am Beispiel des Wouwerman-Gemäldes gezogenen Analogieschluss nahezulegen: Wo ich hingehe, scheint er dem Jesuskind zu sagen, da wirst auch du hingehen. So wie ich kacke, so kackst auch du.

Sollte Jesus aber tatsächlich defäkiert haben, dann, so will es der Volksglaube, sind seine Exkremente etwas ganz Besonderes, Wundersames, Heilendes – sie sind gewissermaßen, um eine aus dem englischen Sprachraum kommende und auch bei uns zunehmend populäre Formulierung zu verwenden, ‹heilige Scheiße› (*holy shit*). Die Defäkation mag zwar eine allgemein menschliche Notwendigkeit sein, und die Resultate mögen sich äußerlich mehr oder weniger ähneln – ihre spirituelle Bedeutung variiert jedoch ganz erheblich, je nachdem, von wem die Stuhlprobe stammt. Um eine Formulierung von George Orwell zu bemühen: Alle Scheiße ist gleich, aber manche ist gleicher.

In apokryphen Kindheitserzählungen über das frühe Leben Jesu wie das sogenannte arabische Kindheitsevangelium wird etwa bereits den Windeln des Jesuskinds wundertätige Wirkung zugeschrieben: Sie selbst wie auch das Wasser, in dem sie gewaschen wurden, galten als Allheilmittel, das Blumen besonderen Duft verleihen und verdorrte Büsche zum Blühen bringen konnte. Als die Weisen aus dem Morgenland den frischgeborenen Knaben im Stall besuchten, soll Maria ihnen in Ermangelung eines anderen Geschenks eine Windel mit nach Hause gegeben haben; nach ihrer Heimkehr beteten die Drei Könige die Windel an, als wäre sie – oder besser: ihr Inhalt – ein Teil oder Stellvertreter Jesu. Später, während der Flucht nach Ägypten, soll Maria die Wickeltücher des Jesusknaben gewaschen und sie zum Trocknen über einen Pfahl gehängt haben. Als ein des Weges kommender, von bösen Geistern besessener Knabe sich eins dieser Tücher um den Kopf wickelte, flogen die Dämonen in Krähen- und Schlangenform aus seinem Mund, und der Junge ward geheilt. Noch heute wird während der alle sieben Jahre stattfindenden Aachener Heiligtumsfahrt eine Reliquie angebetet, welche als Windel Jesu gilt – Karl der Große soll sie im Jahr 799 zur Einweihung der Aachener Pfalzkapelle aus Jerusalem in seine Residenzstadt gebracht haben.

Auch sonst war der Glaube an die wundersame Kraft heiliger Scheiße – stamme sie nun vom Heiland persönlich oder auch nur von einfachen Geistlichen – früher weit verbreitet. Als der spätere irische König Áed Uaridnach Anfang des 7. Jahrhunderts durch die Stadt Othna Muru kam, soll ihn einer seiner Männer davor gewarnt haben, sich im gleichnamigen, durch die Stadt laufenden Strom die Hände zu waschen. Warum?, wollte der König wissen. Nun, gab der Mann nach einigem Herumdrucksen zu verstehen: Der Abort des örtlichen Priesters befinde sich direkt über dem Flusslauf, ein kleines Stück stromaufwärts, und das Wasser sei daher mit Exkrementen verunreinigt. Als Áed Uaridnach aber erfuhr, dass ein heiliger Mann in das Flusswasser scheiße, beschloss er sofort, sich näher damit zu befassen: «Ich werde damit nicht nur mein Gesicht bedecken», zitiert ihn ein altirisches Manuskript, «sondern ich werde es auch in den Mund nehmen, und ich werde es trinken (damit trank er drei Mundvoll), denn das Wasser, in das seine Fäkalien fallen, ist mir ein Sakrament.» Mit anderen Worten: Die Exkremente des Priesters sind eine Art Hostie. Zur Belohnung für seinen festen Glauben verspricht der Geistliche, nachdem er von seiner Heldentat erfahren hat, Áed Uaridnach die Herrschaft über ganz Irland und ein langes Leben und feiert mit ihm, nach diesem provisorischen Fäkal-Abendmahl, die Kommunion.

In der wohl berühmtesten arabischen Geschichtensammlung, den *Erzählungen aus den Tausendundein Nächten*, erscheint dieser christliche Glaube an die Wundertätigkeit der heiligen Scheiße ins Groteske gesteigert. Bevor in der Erzählung der 89. Nacht der christliche König Afridûn seine Armee gegen den muslimischen König Scharkân ins Feld schickt, segnet er seine Krieger mit dem «heiligen Weihrauch». Es handelt sich dabei um nichts anderes als die Exkremente des Patriarchen von Konstantinopel; aufgrund ihrer Wunderwirkung sind sie angeblich so begehrt, dass sie mit der Scheiße rangniedrigerer Geistlicher gestreckt werden müssen, da die Nachfrage das Angebot übersteigt. Vor der Schlacht schmiert Afridûn seinem wackersten Krieger diese heilige Scheiße zum Schutz auf den Gaumen, die Backen und in den Schnurrbart; ja der arme Ritter muss sie sogar wie Kokain durch die Nase schnupfen, um sich dadurch zu stärken. Doch all dieser faule Zauber kann ihm nicht helfen: Der tapfere König Scharkân bohrt ihm im Zweikampf seinen Speer durch den Schädel – und zwar genau dort, wo der christliche Recke ein Kreuz aus heiliger Scheiße trägt.

Auch von den Exkrementen des Dalai Lama, dem geistlichen Oberhaupt der Tibeter, wurde lange Zeit behauptet, dass sie von Gläubigen «mit heiligem Eifer gesammelt und als Glücksbringer und unfehlbares Heilmittel gegen Krankheiten» eingesetzt würden (so der Geograph Conrad Malte-Brun in seiner *Géographie universelle*). Der fanatische amerikanische Fäkalforscher John G. Bourke erwarb zu Studienzwecken sogar ein kostbares Reliquiar mit vier kleinen ockerfarbenen Pillen, welche angeblich vom Dalai Lama stammten, und ließ sie 1889 in einem Labor der US-Armee medizinisch untersuchen. Die Analyse brachte allerdings nicht viel zutage, außer der Feststellung, dass die im Stuhl enthaltenen unverdauten Weizenspelzen «vermutlich nicht aus Minnesota» stammten.

Auch wenn manche dieser Quellen hinsichtlich ihres Wahrheitsgehalts mit Vorsicht zu genießen sind, fällt doch auf, dass die Vorstellung, übermenschliche Wesen könnten auch übermenschliche Ausscheidungen von sich geben, seit Jahrtausenden eine enorme Faszination auf den Menschen ausübt. Warum aber sollte ausgerechnet die Scheiße, dieser profane Ausdruck der Menschlichkeit, diese durch und durch irdische Materie, ein Träger göttlicher Kräfte sein? Ist der Ausdruck ‹heilige Scheiße› nicht eine contradictio in adjecto – ein unauflöslicher Widerspruch, der ausgerechnet das Höchste mit dem Niedrigsten verkoppelt? Mit anderen Worten: Handelt es sich bei solchen Vorstellungen schlicht um einen groben Tabuverstoß, um einen schlechten Scherz, oder schlimmer: um Blasphemie?

Zum einen mag es für solche Exkrement-Anbetungen – insoweit sie denn tatsächlich stattgefunden haben – durchaus praktische Gründe gegeben haben. Anders als der Gottessohn, der Patriarch von Konstantinopel oder der Dalai Lama waren deren Exkremente nämlich auch für einfache und weit entfernte Gläubige erreichbar. Sie bildeten sozusagen eine Erweiterung der heiligen Präsenz, eine Art Reliquie zu Lebzeiten: eine Vergrößerung und Dissemination des heiligen Körpers, die das unmittelbare räumliche Umfeld der verehrten Person überschritt und daher, gleich einem demütig erhaschten Rocksaum, berührt werden konnte. Exkremente sind transportabel: Die Heiligen Drei Könige konnten die Windeln des Jesuskinds mit ins Morgenland bringen. Der Patriarch von Konstantinopel war in Form seiner Exkremente *in effigie* auf dem Schlachtfeld anwesend. Und Captain John Bourke konnte die Exkremente des Dalai Lama, sozusagen als naturwissenschaftlicher Meta-Gläubiger, mit in die heimatlichen USA nehmen.

Zum Zweiten lässt sich die Anbetung der heiligen Scheiße auch als besonders devote Geste der Demut verstehen: Auch das schmutzigste Körperteil, ja selbst das Allerniedrigste, welches das angebetete Wesen hervorbringt, ist demzufolge noch verehrungswürdig. (Wenn sich der unglückliche Strephon aus Swifts «The Lady's Dressing Room» diese Logik zu eigen gemacht hätte, hätte er sich viele schauderhafte Assoziationen ersparen können.) Als Jesus, wie das Markus-Evangelium berichtet, im Haus eines Pharisäers zu Gast war, kam eine Sünderin und küsste ihm als Zeichen der Unterwerfung und Zuneigung die Füße; König Áed Uaridnach geht mit seiner Geste einfach etwas weiter. Er wirft sich vor dem Diener Gottes nicht bloß in den Dreck, sondern verleibt sich diesen Dreck gleich ein. Seht her, scheint er sagen zu wollen, ich bin es gerade einmal wert, das Abwasser eines Priesters zu trinken. Wer sich so klein macht, der kann nur größer werden. Wer sich so erniedrigt, den wird Gott erhöhen.

Drittens können das Heilige und der Kot, allem äußeren Anschein und ihnen zugewiesenem Stellenwert zum Trotz, innerhalb einer Kultur geradezu analoge Positionen einnehmen. Sie mögen zwar die beiden unterschiedlichen Enden einer Parabel bilden – allerdings stehen diese Enden auf ein und demselben Boden: Der Grund, auf dem sie sich treffen, ist das Tabu. Die Bedeutung des Tabus, so Sigmund Freud, geht nämlich «nach zwei entgegengesetzten Richtungen auseinander. Es heißt uns einerseits: heilig, geweiht, andererseits: unheimlich, gefährlich, verboten, unrein.» Mit anderen Worten: Gott und Kot ähneln sich gerade in ihrer Randlage, in ihrer Unberührbarkeit. Möglicherweise bedeutete der Begriff des Heiligen ursprünglich, wie Georges Bataille argumentiert, denn auch nichts weiter als ein Verbot, das sowohl das Höchste als auch das Niedrigste, das Göttliche wie den Schmutz betreffen konnte: «Die Gesamtheit der Sphäre des Heiligen setzte sich [im vorchristlichen Stadium der Religion] aus dem Reinen und dem Unreinen zusammen», schreibt Bataille; ihr Wesensmerkmal bestand darin, dass sie in einem Tabubereich lag, der sich jenseits der Sphäre des Profanen befand. Im Christentum fand nun eine Trennung dieses ursprünglichen holistischen Heiligen in ‹rein› und ‹unrein› statt: «Das unreine Heilige wurde seitdem in die profane Welt zurückgewiesen. In der heiligen Welt des Christentums konnte nichts bestehen, was offensichtlich den Grundcharakter der Sünde, der Überschreitung besaß.» Unser zeitgenössisches, christlich geprägtes Verständnis davon, was ‹heilig› ist, wäre demnach eine Spezialisierung dieses Begriffs, die den Dreck abgestreift, hinter sich gelassen und sich räumlich so weit wie möglich von ihm entfernt hat.

Noch heute unterliegt der hebräische Begriff für ‹Kot› in der jüdischen Liturgie bezeichnenderweise einem ähnlichen Tabu wie der Gottesname: Er darf beim lauten Lesen heiliger Schriften nicht ausgesprochen werden. Und Martin Luther forderte einmal entsprechend, in einer bemerkenswerten Paraphrase des dritten Gebots, man solle «nicht bei dem Hintern fluchen noch schwören, oder sein spöttlich gedenken», denn dieser wolle «kurzum sein Regiment haben, nicht sich regieren lassen». Hätte Luther statt Hintern Gott gesagt, wäre man nicht weiter überrascht gewesen: Die beiden Wörter sind, zumindest in dieser Äußerung, quasi austauschbar.

Dieses Verschweigen, diese Stille weist auf eine letzte Parallele zwischen ‹Gott› und ‹Kot› hin: Beide Begriffe markieren gewissermaßen eine semantische Leerstelle. Sie sind durch logische Bestimmungen nicht zu fassen. Man kann sich ihnen, wie Bataille gezeigt hat, zwar durch eine Reihe von Negationen – ‹unvorstellbar›, ‹unaussprechlich›, ‹unberührbar› – annähern. Man kann vielleicht sagen, welche Funktionen oder Auswirkungen sie haben, was ‹Gott› oder ‹Kot› in bestimmten Situationen bedeuten. Aber es ist fast unmöglich zu definieren, was sie *sind*. Immer wieder versucht man, sie sprachlich zu erfassen – doch die Worte schwirren nur hilflos um die schwarzen Sinn-Löcher herum, wie ein Schwarm Fliegen um die Scheiße.

Wie schnell sich der Charakter dieser Leerstelle wandeln, wie schnell er zwischen dem reinen und dem unreinen Heiligen oszillieren kann, zeigt sich gleich am Anfang von James Joyces Roman *Ulysses:* Der Student Buck Mulligan klettert im Morgenlicht auf die Brüstung des Martello Towers an der Küste von Dublin, hebt eine Schüssel empor, deren Inhalt durch einen darüberliegenden Rasierspiegel verborgen ist, und imitiert den Beginn einer römisch-katholischen Messe: *Introibo ad altare dei.* Die Schale in seinen Händen enthält demnach die Hostie, den Leib des Herrn. Doch nur wenige Sekunden später, kaum dass sich Mulligans Mitbewohner Stephen Dedalus dazugesellt hat, enthält das Gefäß mit einem Mal etwas ganz anderes: Mulligan späht unter den Spiegel, als kontrollierte er eine frisch überreichte Stuhlprobe – und ordert Stephen dann im harschen Befehlston eines Militärarztes *back to barracks*: ‹zurück in die Kaserne›. Offenbar hat eine Transsubstantiation stattgefunden: Die Hostienschale ist zum Nachttopf geworden; der Leib Christi hat sich in die Exkremente eines magenkranken Soldaten verwandelt.

Auch in der erwähnten Episode aus der Zeichentrickserie *South Park* zieht man aus den Homologien zwischen Gott und Kot letztlich die logischen Konsequenzen. Nachdem der jüdische Junge Kyle nicht am Weihnachtsspiel der örtlichen Highschool teilnehmen darf; nachdem es daraufhin zum Eklat kommt und alle christlichen und sonstigen religiösen Symbole aus der örtlichen Schule entfernt werden; nachdem vom Fest der Gottesgeburt also nichts übrigbleibt als eine liturgische Tabula rasa, eine saisonale Leerstelle, die man mit neuen Inhalten füllen kann, kommt unerwartet Rettung von unten: Den Bewohnern von South Park offenbart sich Mr. Hankey, der Weihnachtskot, ein sprechender, singender Scheißhaufen mit stark messianischen Zügen.

Wie der Gottessohn wird er zunächst von der Mehrheit der Erdenbewohner nicht ernstgenommen, ja verachtet. Wie Christus ist er gekommen, um die Menschen miteinander zu versöhnen: In einer emotionalen Rede fordert er die Bewohner von South Park dazu auf, von ihren kleinkarierten religiösen Disputen abzulassen und sich wieder auf das Gute zu besinnen. Und ganz am Schluss, nachdem seine Mission auf Erden erfüllt ist, wird er, der christlichen Erlöserfigur gleich, in den Himmel entrückt. Gerührt beschließen die Bürger von South Park, fortan zur Weihnachtszeit nicht mehr das Christuskind anzubeten, sondern Mr. Hankey, den Weihnachtskot. Er dient ihnen fortan als universales, überkonfessionelles Symbol der Verehrung. Gott und Kot haben nämlich neben allen genannten Parallelen noch eine weitere Eigenschaft gemeinsam: Sie sind überall.

Teufel aber auch

Doch es fällt nicht nur – wie in C. G. Jungs Vision vom göttlichen Stuhl – bisweilen Kot vom Himmel. Auch der Weg zum Himmel kann manchmal mit Scheißhaufen gepflastert sein. In der Sammlung *Legenda aurea* des Jacobus de Voragine können wir zum Beispiel von einer Prostituierten namens Thais lesen, die von einem Abt zum Christentum bekehrt wurde und, um Abbitte für ihre Sünden zu leisten, drei Jahre lang im Kreis ihrer Exkremente in einer verriegelten Kammer vor sich hin vegetierte. «‹Lieber Vater, wo soll ich nun ausgießen den natürlichen Gang meiner Notdurft?› […] ‹In deine Zelle, als du würdig bist.›» Thais starb zwei Wochen nach ihrer Befreiung und wird heute als Schutzheilige der reuigen Dirnen verehrt. Ähnlich wird von der katholischen Ordensschwester und Mystikerin Margareta Maria Alacoque, die im 17. Jahrhundert in Burgund wirkte, berichtet, dass sie als Zeichen der Demut die Exkremente jener Kranken aß, welche sie betreute. Den jungen Sartre brachte diese Geschichte, wie er in *Die Wörter* schreibt, vom Glauben ab – Papst Benedikt XV. hingegen sprach Maria Alacoque 1920 heilig.

In säkularisierter Form treffen wir diese narrative Grundstruktur auch in zahlreichen Filmen, Büchern, Comics und Theaterstücken an. Um sich innerlich zu reinigen oder das Reich der Glückseligkeit zu erlangen, müssen sich die Heldinnen und Helden auch hier zunächst einmal äußerlich beschmutzen. Sie müssen gewissermaßen durch ein exkrementelles Jammertal wandern oder, wenn die

Scheiße besonders tief ist, sogar schwimmen. In der wohl berühmtesten und inzwischen zum beliebten Studentenzimmerplakatmotiv avancierten Szene aus Danny Boyles *Trainspotting* zum Beispiel spült der Held des Films, der Junkie Mark Renton, versehentlich zwei Opiumzäpfchen die Toilette hinunter, in die er sich gerade erleichtert hat. Sein Ekel davor, sie wieder hochzuholen, ist zwar erheblich – es handelt sich bei dem Klo laut Zwischentitel um «die schlimmste Toilette von ganz Schottland». Doch die Sehnsucht nach dem Himmel auf Erden, nach dem künstlichen Paradies des Drogenrauschs, ist größer. Renton streckt also zunächst behutsam den Arm in die Schüssel. Dann, als dies nicht den gewünschten Erfolg zeitigt, klettert er mit dem Mut der Verzweiflung und der Entzugserscheinungen kopfüber in die Toilette, landet in einer Art parallelem Unterwasseruniversum und taucht den beiden Suppositorien bis auf den Grund eines unterirdischen Sees, der sich offenbar unterhalb der Toilette befindet, hinterher. Tropfnass, aber selig kehrt er in die Oberwelt zurück.

Eine fast parallele Situation findet sich in Boyles Oscar-prämiertem Film *Slumdog Millionär* aus dem Jahr 2008. Hier geht der Junge Jamal, um an ein Autogramm eines von ihm vergötterten Bollywood-Stars zu gelangen, im wahrsten Sinne des Wortes durch die Scheiße: Er springt in die Senkgrube der öffentlichen Toilette, in die ihn sein Bruder eingesperrt hat, und gelangt so ins Freie und an die ersehnte Unterschrift. Die von ihm herabtropfende Scheiße trägt dabei das Ihre zum Erfolg bei: Sie bahnt Jamal den Weg durch die Masse der anderen Autogrammjäger.

In dem vom Autor selbst so genannten «Fäkaliendrama» *Die Präsidentinnen* des österreichischen Theaterautors Werner Schwab tritt eine passionierte Abortreinigerin namens Mariedl die Nachfolge der heiligen Thais und der Maria Alacoque, ja gewissermaßen sogar die *imitatio Christi* an. Die Reinigung von verstopften Toiletten stellt für «die Mariedl», wie sich bald herausstellt, eine Art Gottesdienst dar: «Mich würgt es halt auch wirklich überhaupt nicht, wenn ich hinuntergreife in die Muschel, ich opfere das auf für unseren Herrn Jesu Christ, der für uns am Kreuze gestorben ist», erklärt sie gleich in der ersten Szene ihren beiden besten Freundinnen Erna und Grete. Und tatsächlich wird die Mariedl für ihre Mühen reichlich belohnt: Der Pfarrer versteckt für sie kleine Überraschungen in den verstopften Toiletten: eine Dose Gulasch, eine Flasche steirisches Bier sowie ein «Parfümflascherl», das die Mariedl sofort dankbar austrinkt. Und am Schluss des Stücks, kurz bevor sie unter den Händen von Erna und Grete das Martyrium erleidet (ihr wird der Hals durchgeschnitten), hat die Mariedl eine Vision. Sie träumt von einer Apotheose, in der sie aus dem irdischen Kot gezogen und in den Himmel entrückt wird, während sich auf ihrer Haut alchimistische Wunder vollziehen und die schnöde Welt zu ihren Füßen sich, mitsamt allen Geistlichen und Heiligen, in Scheiße und Geschmeiß verwandelt.

> Gewonnen für alles steht sie da, mit strahlendem Unterleib. Und der Stuhl der Menschen auf ihrem Körper verwandelt sich in einen Goldstaub. […] die Mariedl schwebt über den Menschen, und die Menschen werden still, weil sie sehen können, wie die Haut von der Mariedl abblättert, weil der Goldstaub so stark nachdrückt. […] Sogar der Herr Pfarrer ist nur mehr so groß wie eine Schmeißfliege, so weit weg ist er. […] Und da fliegt ja die Jungfrau Maria, die schon wieder jemandem erscheinen muß … nicht größer als eine Wanze.

Der Privatdetektiv Simon Brenner aus den makaber-metaphysischen Kriminalromanen des österreichischen Schriftstellers Wolf Haas schließlich trifft im siebten Band der Brenner-Reihe, *Der Brenner und der liebe Gott*, sogar den Schöpfer höchstpersönlich – und zwar, wie und wo sollte es anders sein: in der Scheiße. Den Weg dorthin beschreitet er allerdings nicht ganz freiwillig: Der Oberganove hat sich des Privatdetektivs bemächtigt, ihn an ein

Seil gebunden, und lässt ihn nun, um ihn zum Reden zu bringen, nach Mafia-Art peu à peu in der Jauchegrube seiner Wochenendjagdhütte versenken. Da der Brenner aber leider nichts Sachdienliches zu bieten hat, mit dem er auspacken könnte, steckt er bald bis zum Hals in der Scheiße, und kurz darauf ist er komplett in der Jauche verschwunden. Doch da, kurz bevor ihm die Sinne schwinden, hat er plötzlich eine Epiphanie: «Pass auf, ob du es glaubst oder nicht», berichtet der für die Haasschen Romane so charakteristische schwadronierende Erzähler, «der Brenner hat auf dem Boden der Senkgrube den lieben Gott getroffen. Das war natürlich eine Überraschung, frage nicht. […] [S]chon allein, wie der geleuchtet hat. Überirdisch Hilfsausdruck!» Und siehe: Kaum ist dem Brenner der Allmächtige erschienen, wird er auch schon aus seiner misslichen Lage errettet. Eine unsichtbare Macht zieht ihn mit einem Mal aus der Jauche. Und auch in das kriminalistische Dunkel, durch das der Brenner zuvor tappte, fällt danach himmlisches Licht.

All diesen Geschichten ist ein zentraler Wesenszug gemein: So unangenehm, ja widerwärtig der Aufenthalt in der Scheiße für die Betroffenen auch sein mag – im Nachhinein erweist er sich doch als überaus segensreiche Erfahrung. Erst das Grenzerlebnis der vollständigen Beschmutzung, Verworfenheit und Todesnähe führt letztendlich zur Erlösung, zum Erfolg, ja im besten Fall zu vollendeter Glückseligkeit. Dies ist gewissermaßen das klassische christliche Konversionserlebnis. Auch wenn die hier skizzierten popkulturellen und literarischen Werke recht respektlos oder gar blasphemisch anmuten mögen, folgen sie doch präzise, in den Worten von William Cohen, der «Grundform der Augustinischen spirituellen Autobiographie […]: Erniedrigung führt zur Erlösung. Nur wer schmutzig ist, kann geläutert werden.» Schon der heilige Paulus hatte in seinem Brief an die Philipper bemerkt, dass sein Dasein als Saulus ihm seit seinem Konversionserlebnis als Leben in der *skýbala*, das heißt zu Deutsch: in der Scheiße erscheine (Phil 3,8). In

Abwandlung einer lateinischen Sentenz könnte man daher sagen: *per merdam ad astra.* Der Weg zu den Sternen ist mit Kothaufen gepflastert. Oder anders: Um in den Himmel zu gelangen, muss man zuvor durch die Hölle gehen.

Tatsächlich gilt die Scheiße ja nicht nur, wie im vorangegangenen Kapitel beschrieben, als heilig – sie kann, ganz im Gegenteil, auch für den Teufel und sein übelriechendes Jenseitsreich stehen. Die Hölle, das wusste schon die heilige Theresa von Avila, ist «der Ort, an dem es stinkt und an dem es keine Liebe gibt»: Sie riecht dem Volksglauben zufolge nach Schwefel, oder, um genauer zu sein, nach Schwefelwasserstoff, jenem Faulgas also, das bei der Verdauung im menschlichen Darm entsteht.

In Dantes Inferno sitzen die Verdammten im achten Kreis der Hölle entsprechend auf ihren eigenen, nach Pech und H_2S stinkenden Exkrementen: «Dort standen wir, und drunten in dem Graben», schreibt der jenseitsreisende Dichter, «Da sah ich Leute eingetaucht im Kote, / Der schien geschöpft aus menschlichen Aborten.» Und auf der Höllendarstellung von Hieronymus Boschs Triptychon *Der Garten der Lüste* sieht man ein Monster auf einem überdimensionalen Klostuhl sitzen: Es verschlingt die Leiber nackter Menschen und kackt sie in eine unter dem Leibstuhl klaffende infernalische Latrine. Das unerfreuliche Schicksal dieser Menschen verdankt sich der mittelalterlichen Vorstellung, dass besonders schlimme Sünder, um in die Hölle zu gelangen, zunächst vom Teufel gefressen werden und dann den langen und beschwerlichen Weg durch sein Verdauungssystem nehmen müssen.

Auch sonst ist der Teufel auffallend analfixiert: Martin Luther etwa wurde vom Teufel eigenen Angaben zufolge wiederholt provoziert, indem dieser ihm seinen blanken «Ars» zeigte, und wusste sich in Momenten größter Seelenpein oft nicht anders zu helfen, als den Teufel mit seinen eigenen Waffen zu schlagen: «Wenn er nicht ablassen will und hält mir vor meine Sünde», berichtete er über eine nächtliche Anfechtung durch den stinkenden Widersacher, «so spreche ich: Lieber Teufel, ich habe das Register gehöret, aber ich habe noch eine Sünde gethan, [...] schreibe sie auch an: ich habe in die Hosen geschmissen [sic], häng's an Hals, und wische das Maul dran.»

Und nicht nur der Satan selbst wurde bevorzugt mit Ausscheidungen und den dazu dienlichen Organen in Verbindung gebracht – auch seinen Verehrerinnen wurde eine Nähe zur Analerotik unterstellt. So wusste der englische König James I., ein fleißiger Forscher auf dem Gebiet der Hexenkunde, in seiner 1597 erschienenen *Dæmonologie* zu berichten, dass Hexen ihren Pakt mit dem Teufel dadurch besiegeln, dass sie «seine Hinter-Teile küssen»; Kupferstiche wie das Titelblatt von Johannes Praetorius' *Blockes-Berges Verrichtung* oder Johann Jakob Wicks Darstellung eines Hexensabbats in der Schweiz illustrieren dieses bedingungslose Bekenntnis zum Bösen (Abbildung 11). War der Teufel oder eine seiner viehischen Inkarnationen bei einem solchen Treueid nicht zur Stelle, dann sollen sich die Hexen deutschem Aberglauben zufolge nachts auf einen Misthaufen gestellt und verkündet haben: «Ich stehe hier auf diesem Haufen Mist und sage mich los von Jesus Christ.»

Wenn aber der Teufel einen analen Charakter hat und die Hölle eine Art metaphysischer Abort ist – dann kann im Umkehrschluss auch jedem Hintern etwas Dämonisches anhaften, und jeder Abort ein Tor zur Hölle sein. In der europäischen Volksmythologie galt der menschliche Anus bisweilen als Schlupfloch des Teufels, durch das der Widersacher ein- und ausgehen konnte, und welches daher durch Gebete oder Zauberformeln geschützt werden musste. In einem auf Lateinisch abgefassten Reim propagierte etwa Martin Luther, dass Mönche während des Latrinenbesuchs nicht nur Gebete zum Himmel schicken sollten, sondern gleichzeitig, mit ihrem ‹anderen Mund›, exkrementelle Verwünschungen nach unten. Entsprechend begleiteten noch Ende des 20. Jahrhundert manche

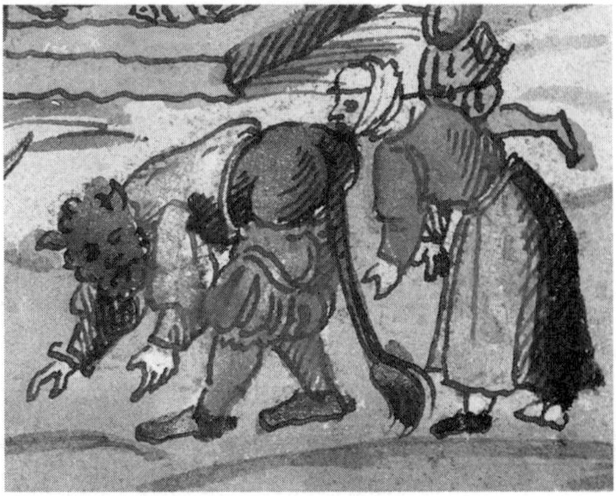

11 Johann Jakob Wick, Eine Hexe huldigt dem Teufel (1570)

älteren Menschen den Toilettengang mit einem gesprochenen oder gesungenen ‹Klingeling!› – vermutlich handelt es sich hierbei um die Rudimente eines alten Abwehrzaubers: Indem man verbal, als Zeichen des Christentums, ein Glöckchen erklingen lässt, bewahrt man seine zur Entleerung geweiteten Körperöffnungen vor dem Eindringen böser Geister.

Der Abort galt daher bisweilen als gefährliche Schnittstelle zwischen der Ober- und Unterwelt, er bildete einen Eingang zum Reich der Schatten. In der nordischen Thorsteinsage sucht der Titelheld, allen Warnungen seines Gastgebers zum Trotz, nachts die Latrine auf und wird dort umgehend vom Geist eines gefallenen Recken in einen Kampf auf Leben und Tod verwickelt – nur durch das Läuten der Kirchenglocken wird er in letzter Sekunde gerettet. Im Kanton Aargau erzählte man sich früher, dass man Kinder nicht allein auf dem Abort sitzen lassen dürfe, da sie sonst vom bösen ‹Hoggemann› geholt würden. Der heute noch auf zahllosen Schulklos und Herrentoiletten anzutreffende Reim: «Auf diesem Klo, da wohnt ein Geist, / der jedem, der zu lange scheißt, / von unten in die Eier beißt», zeugt von dem inzwischen zwar zum Ka-

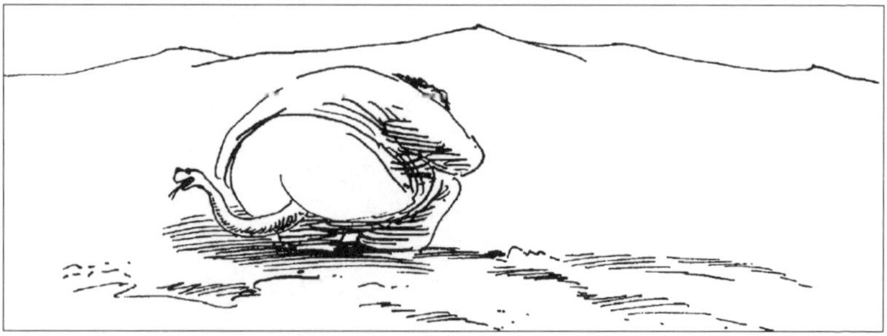

12 F. K. Waechter, Einsamkeit (Detail)

lauer abgeschliffenen, aber immer noch latent vorhandenen Bewusstsein, dass jenseits der Kloschüssel, in der unergründlichen Dunkelheit der Kanalisation, die Mächte der Finsternis walten. Und der gelegentlich hinzugekritzelte Zweizeiler: «Mich hat er noch nicht gebissen / Ich hab ihm in den Hals geschissen», zeigt, dass auch der von Martin Luther bevorzugte Abwehrzauber noch bekannt ist.

Für diese assoziative Verknüpfung von Analität und Antichrist gibt es mehrere mögliche Erklärungen. Zum einen besitzt die christliche Weltanschauung, wie der Philosoph Hermann Schmitz gezeigt hat, eine «natürliche Verwandtschaft zum antianalen Affekt», da sie «das Leibliche hauptsächlich zum Anlaß eines Hinweises auf Gebrochenheit, Erbärmlichkeit und Hinfälligkeit des Menschen zu rechnen wünscht, um dessen Bedürfnis zur Erlösung zu wecken oder zu stärken». Dieser christlichen Neigung, den Leib als mangelhaft und minderwertig wahrzunehmen, läuft laut Schmitz jedoch gerade die «Meisterung der leiblichen Ökonomie in analer Spannungsregulation» zuwider; beweist diese doch, dass auch und gerade die entlegensten Bereiche des Fleisches durch den Geist kontrolliert werden können. Da die Beherrschung des Schließmuskels also die Grundfesten der christlichen Körperpolitik in Frage stellt, kommt es Schmitz zufolge zur Ächtung des Anus und damit «zu der u.a. im erwähnten Hexenwahn [...] sich darstellenden Verteufelung der analen Zone».

Darüber hinaus drängte sich eine Verteufelung der Scheiße im christlichen Weltbild möglicherweise deshalb auf, weil es sich bei ihr um ein besonders ‹niederes› Kennzeichen der Körperlichkeit handelt – zumindest solange es sich nicht um die Exkremente eines heiligen Mannes oder die Windeln des Jesuskindes handelt. Der Mensch, so glaubte man noch bis ins 19. Jahrhundert, sei ein Mikrokosmos des Universums, eine kleine oder «zweite Welt» (Agrippa von Nettesheim). Sein Körper vereint also auch die beiden Antipoden des christlichen Weltbilds, Gott und Teufel beziehungsweise Himmel und Hölle, in sich. Überträgt man nun die spirituelle Topographie des Christentums auf den menschlichen Leib, dann kommt der Kopf – als Spitze des Körpers sowie als Sitz der Ratio, der Sprache und der Fernsinne – der göttlichen Sphäre am nächsten. Der Unterleib hingegen, jene düstere, übelriechende Region am verfemten Ende des Rumpfs, wo sich der Anus und die Geschlechtsorgane befinden, ist für all jene Triebe und Regungen verantwortlich, die den Menschen ständig vom ‹rechten Weg› abzubringen drohen: Er ist gewissermaßen der Gegenspieler des in den Wolken schwebenden, zum Göttlichen tendierenden Kopfes und entspricht in struktureller Homologie dem Teufel beziehungsweise der Hölle.

Drittens und letztens findet sich ebendiese hierarchische Struktur (oben – unten, Kopf – Rumpf, Himmel – Hölle) auch im Aufbau unserer Städte wieder. Der Kloake beziehungsweise Kanalisation kommt dabei schon allein aufgrund ihrer topographischen Lage die Rolle der Unterwelt zu: Sie befindet sich in der Tiefe. Sie ist dunkel und unergründlich. Und sie ist die kollektive Sammelstätte alles Verworfenen, Ekelhaften und Verdrängten. «Urbane Kanalisationssysteme», schreibt Hans-Ulrich Obrist, «sind Spiegelungen des oberirdischen Lebens, die direkt in den dunklen Raum des kollektiv Unbewußten führen.» Sie bilden gewissermaßen die finstere Kehrseite des oberirdischen Lebens, das dunkle Negativ zum äußerlich sichtbaren Positiv: Alles, was sie enthalten, war einst ein Teil der Oberwelt, doch nun ist es entrückt, den Blicken entzogen. Zudem gehorcht es nicht mehr den herkömmlichen oberirdischen Regeln: «In der Unterwelt», so William Cohen, «sind die Gesetze der Zeit und des Raums aufgehoben [...]. Da jeder Bestandteil der Unterwelt einst der Oberwelt angehörte, ist er immer noch auf machtvolle Weise mit diesem Bereich verbunden – seine einstige Bedeutung kann sich jedoch auf unvorhersehbare Weise verändern.»

Mit der Entstehung der modernen europäischen Metropolen und der damit einhergehenden Vertikalisierung der Städte wurde das Kanalisationssystem zunehmend mythisch aufgeladen und in Analogie zur Unterwelt der christlichen und vorchristlichen Mythologie gesetzt. Der englische Dramatiker Ben Jonson verglich bereits 1610 den durch Abwässer zur Kloake verkommenen Fleet River, einen Nebenfluss der Themse, mit dem griechischen Totenfluss Styx und beschrieb die Reise an seine stinkenden Gestade als einen Abstieg in den Hades. Und Mitte des 19. Jahrhunderts schilderte Victor Hugo in *Die Elenden* die Flucht seines Helden Jean Valjean durch das Kanalisationssystem von Paris als wahrhaften Höllentrip: «[N]ach dem Chaos die Kloake», schreibt er, nachdem Valjean sich einer Straßenschlacht durch die Flucht in das unterirdische Kanalisationssystem entziehen konnte, und bemüht sofort die Topographie von Dantes Inferno: «Jean Valjean war aus einem Höllenring in den nächsten getaumelt.» Und als der Held nach langer Odyssee endlich einen Ausgang aus der Kloake findet, heißt es: «Ein Verdammter, der inmitten der Glut plötzlich den Ausgang der Hölle sähe», würde nicht anders empfinden.

Im 20. Jahrhundert war das Kanalsystem als modernes Äquivalent zur Hölle in Literatur und Filmkunst fest etabliert: Der Regisseur Carol Reed ließ in *Der dritte Mann* Orson Welles als leibhaftigen, über Kinderleichen gehenden Teufel durch die Abwasserkanäle

Wiens in der Nachkriegszeit irren. Und einige Jahre später wusste der amerikanische Autor Robert Daley in seinem Buch *The World Beneath the City* zu berichten, dass es in den Abwasserkanälen unter New York City von tödlichen Großreptilien nur so wimmle: Vermutlich, so Daley, hätten Eltern die dort unten lebenden Alligatoren einst als Geschenk für ihre Kinder gekauft und sie, als die Haustiere zu groß und gefährlich wurden, durch den nächstbesten Kanaldeckel entsorgt. Der urbane Mythos von den *sewergators* (zu Deutsch etwa «Kanalligatoren») war geboren und verbreitete sich mit ebensolcher Geschwindigkeit wie die Tierchen im städtischen Abwasser. Der *sewergator* aber ist nichts anderes als ein postmoderner Wiedergänger des biblischen Leviathan – jenes mythischen Riesenkrokodils, aus dessen Nüstern, in den Worten des Buches Hiob, «Rauch wie von einem siedenden Kessel» aufsteigt, und welches bewirkt, «daß die Tiefe brodelt wie ein Topf». Letztlich handelt es sich bei ihm um eine geschuppte, im Abwasser lebende Inkarnation des Teufels.

Am vielleicht deutlichsten wird die Übertragung der christlichen Verdammnis- und Heilstopographie auf die moderne Großstadt aber in einem Comicstrip: in der Geschichte «Pete the Plumber» aus der Feder des amerikanischen Underground-Zeichners Robert Crumb. Wie die Mariedl aus dem obenzitierten Drama von Werner Schwab ist Pete hauptberuflich mit der Fäkalienbeseitigung beschäftigt: Er ist Klempner, kümmert sich also selbstlos um den Dreck anderer Menschen; er opfert sich gewissermaßen auf, damit sie ein reines, unbeflecktes Leben führen können. Doch eines Tages weiß er nicht mehr weiter: Als er in Rechnungen zu ertrinken und ihm zudem eine Anklage wegen Mordes droht (eine von ihm allzu gründlich gereinigte Toilette hat eine Kundin verschluckt), beschließt er, seinem Leben ein Ende zu setzen. Er spült sich, ein würdiger Freitodversuch für einen Klempner, die eigene Toilette hinunter – und landet nach einer Odyssee durch das Abwassersystem in einem metaphysischen Zwischenreich, einem Blinddarm der Kanalisation, wo bereits andere arme Seelen sitzen und warten.

Diese Szene gemahnt ganz explizit an die Höllenfahrt Christi: eine in zahlreichen Mysterienspielen thematisierte Episode aus dem christlichen Volksglauben, die beschreibt, wie Christus nach seinem Kreuzestod in den Limbus hinabsteigt, um die dort wartenden Seelen zu befreien. Tatsächlich sehen viele mittelalterliche Darstellungen von Christi Höllenfahrt so aus, als würde der Heiland die Seelen der Gerechten nicht aus der Vorhölle, sondern aus einem Abwasserkanal erlösen. «Das muss ein Filter sein, irgendein Reservoir im Abflusssystem», meint einer der Menschen, um eine realitätsnahe Erklärung bemüht, in Crumbs Version dieser Höllenfahrt. Nein, meint ein anderer: «Ein Wartezimmer für verlorene Seelen.» – «Quatsch!», sagt ein Dritter: «Wir sind alle gestorben, und dies ist die Hölle!» Nach längerer Diskussion über den theologischen Status ihres Aufenthaltsorts ergreift Pete the Plumber endlich die Initiative und führt die kotbedeckte Schar zurück ins Leben. Unter Posaunenschall fliegt er durch einen Gully ans Tageslicht, wobei der Kanaldeckel, den er mit seinem Kopf nach oben stößt, über ihm eine Art Heiligenschein bildet (Abbildung 13). Überglücklich kehrt er zu seiner Frau und seiner Rohrreinigungssaugglocke zurück: Auf seiner Reise durch die sprichwörtlichen Gedärme der Erde ist Pete nicht nur ein neuer Mensch geworden, sondern zum auferstandenen Messias mutiert. Und auch die armen Seelen, die er aus dem Fegefeuer der Kanalisation geführt hat, sind gerettet.

Allerdings ist diese Form der Erlösung eine Option, die nicht allen Christen gleichermaßen offensteht: Der Limbus ist eine spezifisch katholische Institution. Und auch das fäkalische Fegefeuer, das die legendäre Thais, die historische Margareta Maria Alacoque oder Figuren wie der Junkie Renton, der Junge Jamal, die Mariedl oder der Privatdetektiv Simon Brenner ertragen mussten, um in den Himmel zu gelangen, existiert nur laut römisch-katholischer Lehre.

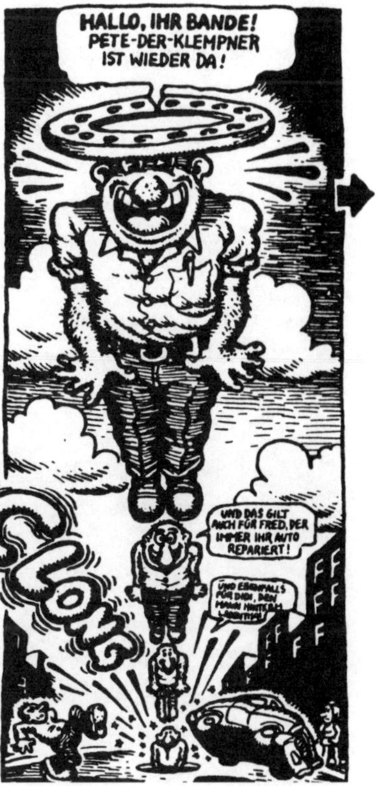

13 Robert Crumb, Petes Himmelfahrt

Den orthodoxen Kirchen ist die Vorstellung einer solchen Läuterung weitgehend fremd, und die protestantischen Kirchen lehnen sie ab, nicht zuletzt, weil sie einen der protestantischen Heilsökonomie widersprechenden Toten- und Ablasskult eröffnet.

Während der gläubige Katholik sich also zu Lebzeiten durch das Sakrament der Beichte, und nach dem Tod durch das Fegefeuer, von seinen Sünden reinwaschen kann, muss der lutherisch oder kalvinistisch geprägte Protestant sein Verhältnis zur Sünde, vereinfachend gesagt, immer aufs Neue mit sich ausmachen. Die ritualisierte und institutionalisierte Katharsis der römisch-katholischen Kirche ist ihm verschlossen; er ist in seinem Läuterungsstreben weitgehend auf sich selbst zurückgeworfen. Unablässig muss er in sich hineinhorchen und überprüfen, ob er innerlich rein und damit der göttlichen Gnade wert sein könnte oder nicht – vollständige Gewissheit darüber erlangt er nie. Als Sünder ist und bleibt er, in den Worten Martin Luthers, ein *homo incurvatus in se ipsum*, ein ‹in sich gekrümmter Mensch›. Er betreibt, mit anderen Worten, eine ständige hamartiologische Nabelschau.

Es ist in diesem Zusammenhang bezeichnend, dass hinter dem Nabel des gekrümmten Menschen das Verdauungssystem liegt – und eine Handbreit darunter der Anus. Die protestantische Innerlichkeit, die im Denken Martin Luthers ihren Ausgang nahm, fand nämlich gerade bei dem Reformator eine auffällige Entsprechung in einer geradezu neurotischen Bezogenheit auf die eigene Verdauung: Luther war nicht nur in seinen sprachlichen Äußerungen merklich analfixiert, sondern litt auch zeitlebens an krankhafter Verstopfung sowie an Hämorrhoiden. «Mein Stuhl ist so hart», schrieb er 1530 an seinen Wittenberger Kollegen Justus Jonas, «daß ich gezwungen werde, ihn mit großer Kraft bis zum Schweißausbruch herauszustoßen, daß mit dem Stuhlgang zugleich eine angeschwollene Lippe des Afters im Umfange fast von der Größe einer Walnuß hervortrat.»

Auch die protestantischste aller literarischen Formen, das subjektiv-private Tagebuch, ist bezeichnenderweise häufig diesem Thema gewidmet: Der wohl berühmteste englische Tagebuchschreiber, der Puritaner Samuel Pepys, hielt nicht nur seine moralischen Anfechtungen, sondern auch jede seiner Verdauungsbeschwerden mit gewissenhafter Akribie im Diarium fest. Und die Tagebücher von Thomas Mann berichten ausführlich von «Hartleibigkeit», «Darmspasmen», «Querdarmverkrampfung», «Stauungsgefühlen» und «Verstopfung des Unterleibs»; der letzte Tagebucheintrag vom 29. Juli 1955, zwei Wochen vor dem Tod des Autors, lautet: «Verdauungssorgen und Plagen.»

Ein solches Zusammentreffen von psychischer und physiologischer Innerlichkeit, von seelischem und körperlichem Ringen mit sich selbst, wäre nun nichts weiter als eine anekdotische Koinzidenz, wenn der Stuhlgang – wie bereits im vorangegangenen Kapitel beschrieben – nicht schon seit Luther immer wieder mit der Idee der Schuld verknüpft wäre. Der Kot, so der Literaturwissenschaftler Stephen Greenblatt, war für den Reformator nichts weniger als «ein Zeichen der Sündhaftigkeit und der spirituellen Nötigung» durch den altbösen Feind: ein tief im Körperinnern lauernder Teufel, den es täglich aufs Neue zu bekämpfen und aus dem Körper herauszuschleudern galt. «Diese entäußerte Scheiße», schreibt der Philosoph Slavoj Žižek, «ist das genaue Äquivalent des fremdartigen Ungeheuers, das sich des menschlichen Körpers bemächtigt, in ihn eindringt und ihn dann von innen dominiert.» Scheiße ist ein Alien, eine teuflische Besatzungsmacht, ein Dämon, der es sich in uns bequem gemacht hat.

Der Inhalt unseres Darmes ist nämlich nicht nur ein Teil von uns, etwas, das inniglich zu uns gehört – er ist uns zugleich, auf paradoxe Weise, auch sehr fremd. Etwa hundert Billionen bakterielle Keime bevölkern unseren Darm, das sind zehnmal mehr, als der Mensch an Körperzellen besitzt. Mit anderen Worten: Wir sind eine Minderheit in unserem eigenen Körper. Die Mikroben sind uns zahlenmäßig überlegen, und nicht alle von ihnen sind uns freundlich gesinnt. Ungefähr 500 verschiedene Spezies potentiell tödlicher Lebewesen wohnen in unserem Darm, weshalb 70 Prozent der menschlichen Abwehrzellen ebenfalls dort angesiedelt sind: Sie verteidigen uns unablässig gegen die innere Bedrohung. In unserem Körper tobt also täglich eine Schlacht auf Leben und Tod, ein bakterielles Armageddon. Den körpereigenen Immunzellen fällt dabei die Rolle der himmlischen Heerscharen zu, welche die Menschheit gegen die dunklen, übelriechenden Mächte des Antichristen verteidigen (die Johannes-Apokalypse spricht bezeichnenderweise von «unreine[n] Geister[n]»). So gesehen tragen wir tatsächlich, gleich vielhundertfach, den Teufel im Leib. *L'enfer c'est toi.*

Der Kampf gegen einen solchen inneren Feind ist seinem Wesen nach ein lebenslanger, einsamer und selbstzerstörerischer Kampf: So heftig wir den bösen Schwefelhaufen aus uns herausstoßen mögen – es bleibt doch immer ein unergründlicher Rest in uns zurück. Ein vollständig reiner Körper ist so unerreichbar wie ein vollständig reines Gewissen. Mit jedem Biss oder Schluck, den wir tun, häuft sich neue Scheiße und Schuld an. Jedes Mal, wenn wir essen, füttern wir auch den Alien in uns, *the devil inside.* Wir können den Teufel so wenig loswerden, wie wir uns den Stuhlgang abgewöhnen können. Er lacht uns täglich aus der Tiefe der Toilette entgegen und aus.

Die Vorstellung, dass der Teufel es sich vorzugsweise in unseren Eingeweiden bequem macht, sollte gut hundert Jahre nach Luther auf eindringliche Weise von dem englischen Protestanten und Sozialreformer Gerrard Winstanley aufgegriffen und, in modulierter Form, auf die soziale Situation in England übertragen werden. Der Teufel, schrieb Winstanley Mitte des 17. Jahrhunderts, wohne nämlich nicht etwa in einer äußeren Hölle, also in einem räumlichen oder temporalen Jenseits, sondern er sei mitten unter uns: Er hause in jenem «tiefen Abgrund», der sich «in deinem eigenen fleischlichen Selbst» auftut. Alles Leid und Elend der Welt komme aus dem «stinkenden Misthaufen, der in dir sitzt».

Und was für den Einzelnen gelte, das gelte auch für die Gemeinschaft: Wenn man sich die gesamte Menschheit als Wesen mit einem Körper vorstelle, dann, so Winstanley, entspreche das freundlich dreinblickende Angesicht der «weltumspannenden Kraft der Liebe» – die *back parts,* das ‹Hinterteil› dieses Kollektivkörpers, sei hingegen die Selbstsucht, der Egoismus. Unter der Herrschaft dieses infernalischen Arschs sei das Böse in die Welt gekommen: Die

Menschen hätten einander versklavt, hätten Privatbesitz angehäuft und den Handel eingeführt.

Um diese verkehrte Weltordnung vom Hintern auf die Füße zu stellen, gründete Winstanley am 1. April 1649 in Surrey im Süden Englands eine agrarische Kommune, deren Mitglieder er *True Levellers* nannte, die ‹wahren Gleichmacher› – von ihren Gegnern wurden sie verächtlich als *Diggers*, ‹Buddler› beschimpft. Diese Kommune gilt als der erste frühneuzeitliche Versuch eines libertären Kommunismus in Europa. Auch wenn Winstanleys sozialem Experiment kein langes Leben beschieden sein sollte – die Gemeinschaft wurde bereits nach einem dreiviertel Jahr gewaltsam zerschlagen –, hatte sie doch einen langen historischen und kulturellen Nachhall: Kalifornische Landkommunen der 1960er Jahre beriefen sich auf ihr Vorbild, Protestsänger wie Billy Bragg und Bands wie Chumbawamba vertonten Winstanleys Songs.

Vor allem jedoch schimmerte unter Winstanleys religiös geprägter Fäkalrhetorik bereits ein erstaunlich modernes und säkulares Verständnis vom Teufel und von seinem Wirken in der Welt durch. Denn Winstanley verteufelte ja nicht die Scheiße an sich, sondern nur die Scheiße, die man für sich behält: all jene Exkremente also, die man selbstsüchtig (Freud würde sagen: anal-retentiv) in seinem Innern hortet, anstatt sie nutzbringend an die Gemeinschaft weiterzugeben. Nur was man sich einverleibt und egoistisch bei sich behält, das, so könnte man sagen, vergärt zu teuflischem inneren Dreck. Um der Verurteilung am Jüngsten Tag zu entkommen, sollten die Menschen sich daher, Gerrard Winstanley zufolge, im «Geiste der Gemeinschaft» zusammentun und «gemeinschaftliches Land bestellen und düngen». Mit anderen Worten: Indem die Menschen ihre individuellen Exkremente der Kommune überantworten, verlieren diese ihre diabolischen Konnotationen: Sie verwandeln sich von teuflischer Scheiße zu segensreichem Dünger. Das Böse, das Winstanley in der Scheiße erblickte, war also, anders als bei Luther, nicht der Materie als solcher inhärent, sondern verdankte sich nur ihrer gesellschaftlichen Kontextualisierung, der Art und Weise, wie es verwendet und verteilt wurde.

Dies ist freilich eine Aussage, die nicht nur auf die menschlichen Exkremente zutrifft, sondern – zumindest nach marxistischer Auffassung – auch auf alle anderen Resultate menschlicher Schaffenskraft. Vor allem jedoch gilt sie für das Geld und dessen edelmetallisches Pendant, das Gold. Und Letzteres gilt, hier schließt sich der Teufelskreis, nach volkstümlicher Auffassung immer wieder als Kot der Hölle.

Dukatenscheiße

In der Fernsehserie *Kir Royal* aus dem Jahr 1986 hat der Schauspieler Mario Adorf einen denkwürdigen Auftritt als Generaldirektor Heinrich Haffenloher. Der Generaldirektor würde gern zur Münchner Schickeria-Szene, in der die Serie spielt, dazugehören, nur fehlen ihm leider die entsprechenden gesellschaftlichen Kontakte. Er bemüht sich daher, den Klatschreporter Baby Schimmerlos, gespielt von Franz Xaver Kroetz, zu bestechen, damit dieser in seiner Kolumne über ihn berichtet. Als Schimmerlos sich jedoch standhaft weigert, lässt der Industrielle ganz unverhohlen die finanziellen (Schließ-)Muskeln spielen. «Ich kleb dich zu von oben bis unten», lassen Regisseur Helmut Dietl und sein Co-Autor Patrick Süskind Adorf im schönsten rheinischen Dialekt drohen: «Ich kauf dich einfach. Ich kauf dir 'ne Villa, stell ich dir noch 'n Ferrari davor, deinem Weib schick ich jeden Tag 'ne Fünfkaräter. Ich schieb et dir hinten und vorne rein. Ich scheiß dich so was von zu mit meinem Geld, dass du keine ruhige Minute mehr hast.»

Seinem Wesen nach ist dieser schmierige Generaldirektor, der sein Geld bezeichnenderweise mit der Klebstoffherstellung verdient, nichts weniger als eine moderne Teufelsfigur. Er will Schimmerlos eigener Aussage zufolge so lange mit Sach- und Geldgeschenken in «Versuchung» führen, bis dieser sein «Knecht», ja sogar sein Eigentum ist – dies ist die ebenso unsubtile wie bewährte Strategie des alten Verderbers. Und auch die Metaphorik, in der Haffenloher dieses Ansinnen äußert, ist von einer körperlichen Brutalität, die einem Höllenfürsten angemessen wäre. «Ich schieb et dir hinten und vorne rein» – aus Wendungen wie dieser spricht ein Bewusstsein der vollkommenen Verfügungsgewalt über den Körper des anderen; von ferne erinnert die Formulierung gar an die Vergewaltigungs- und Zwangsmästungsorgien auf den Höllendarstellungen von Hieronymus Bosch.

Wenn dieser Mephistopheles mit Schickimicki-Ambitionen letzten Endes aber nicht nur bedrohlich, sondern auch unterschwellig lächerlich wirkt, liegt dies zum einen an seinem Akzent, der eine eher kleinbürgerlich-provinzielle Herkunft erahnen lässt; zum anderen aber auch daran, dass Haffenloher das unmoralische Angebot, das er Schimmerlos unterbreitet, durch seine Fäkalmetaphorik unfreiwillig desavouiert. «Ich scheiß dich zu mit meinem Geld» – mit dieser Formulierung will der Fabrikant eigentlich zu verstehen geben, dass er über quasi unbegrenzte Geldreserven verfügt und dass er diese ohne größere Magenbeschwerden von sich geben kann: Wo das hier herkommt, gibt's noch mehr. Zugleich gemahnt die Wendung aber auch an einen alten Aberglauben, demzufolge sich die Geldgeschenke des Teufels, kaum dass dieser sich in Schwefeldampf verflüchtigt hat, in nichts auflösen. Oder genauer gesagt: in weniger als nichts, nämlich in Scheiße. «Es ist bekannt», schreibt Sigmund Freud, «daß das Gold, welches der Teufel seinen Buhlen schenkt, sich nach seinem Weggehen in Dreck verwandelt [...]. Ja, schon in der altbabylonischen Lehre ist Gold der Kot der Hölle, *Mammon = ilu manman.*» Das Misstrauen, das Schimmerlos gegen den Kapitalistenteufel und seinen schnöden Mammon hegt, ist also durchaus berechtigt.

Die symbolische Assoziation zwischen Gold beziehungsweise Geld und Kot ist, wie wir an Freuds Beispiel aus dem antiken Babylon ersehen können, schon sehr alt. Im deutschsprachigen Raum ist sie seit dem späten Mittelalter belegt: Ende des 13. Jahrhunderts war sie bei uns bereits fest etabliert und fand Niederschlag in einer ganzen Reihe von Redewendungen und bildhaften Darstellungen.

Wenn jemand wider Willen Geld herausrücken musste, sagte man von ihm, er müsse ‹einen goldenen scheisz› lassen. Hämorrhoiden bezeichnete man als ‹Goldader›. An Gildehäusern wie dem Kaiserworth in Goslar wurden Figuren von sogenannten Dukatenscheißern angebracht: Sie klammern sich an die Außenfassade des Hauses und lassen dabei Münzen aus der blanken Arschfalte fallen.

Aus den Hausmärchen der Gebrüder Grimm kennen wir die Figur des Goldesels, der auf den Zuruf «Bricklebrit!» vorn und hinten Berge von Goldstücken produziert. Als der arme Schneidersohn, dem das Wundertier gehört, das Phänomen jedoch stolz seinen Verwandten vorführen will, lässt der Esel statt der ersehnten goldenen Heller nur braune Äpfel fallen («es waren keine Goldstücke die herabfielen», formulieren die Gebrüder Grimm diskret): Er ist von einem listigen Wirtshausbesitzer heimlich gegen einen Normalesel ausgetauscht worden.

Die Situation erinnert entfernt an die bereits erwähnte Szene an Till Eulenspiegels Sterbebett, als der gierige Priester zu tief in die ihm dargebotene Geldschatulle greift und an Stelle der erhofften Münzen Tills närrische Exkremente zu fassen bekommt. In beiden Fällen, im Märchen wie im Schwank, wird die Hoffnung auf leichten Geldgewinn umgehend und radikal enttäuscht. Ebenso wie es skrupellosen Menschen immer wieder gelingt, aus Scheiße Geld zu machen – etwa indem sie, siehe abermals Eulenspiegel, ihre gefrorenen Fäkalien als «Talg» verkaufen oder durch den Verzehr ihres Scheißhaufens eine Wette gewinnen –, kann sich Geld eben auch immer wieder in Scheiße verwandeln: Der in Aussicht gestellte Profit löst sich in Gestank und Missvergnügen auf.

Selbst in unserer heutigen spätkapitalistischen Gesellschaft lebt die assoziative Gleichung Geld = Scheiße noch fort – wenn auch meist nur als Scherz oder stehende Redewendung, deren Herkunft dem Sprecher womöglich gar nicht bewusst ist. Ist jemand besonders wohlhabend und obendrein dem unterschwelligen Verdacht ausgesetzt, dass sein Wohlstand unverdient sein könnte, so bezeichnet man ihn als ‹stinkreich› (im Englischen nennt man den so erworbenen Mammon *filthy lucre*, also ‹dreckigen Profit›). Präsentiert ein Kind stolz seinen vollen Nachttopf, dann hat es vermutlich ein ‹großes Geschäft› gemacht. Im notorisch profitorientierten Schwaben gibt es bis heute den gespielt-verzweifelten Ausruf ‹Einen Geldscheißer sollte man haben!› In der schwäbischen Stadt Waldenbuch ließ die örtliche Volksbank daher Anfang der 1990er Jahre vor ihrem Eingang die Skulptur eines Mannes mit heruntergelassenen Hosen aufstellen, der Münzen in ein Bassin zu scheißen scheint. Der Wasserzufluss des zugehörigen Brunnens, so die Stadtverwaltung, solle «symbolisieren, dass man die Bank für den Geldfluss braucht, um die ‹Dukaten› anzulegen und in Umlauf zu bringen». Bezeichnenderweise steht die Figur, die ganz offiziell den Namen ‹Geldscheißer› trägt, unweit des Geldautomaten – einer Maschine also, die aus ihrem plastikumsäumten Schließmuskel portionsweise Geldscheine herausdrückt – zumindest solange der Kunde ‹flüssig› ist. Im britischen Englisch nennt man einen solchen Automaten denn auch, mit unüberhörbar analem Anklang, *hole-in-the-wall*: ‹Loch in der Wand›.

Historisch lässt sich die Entstehung der Gleichung Geld = Scheiße unter anderem auf den allmählichen Übergang vom Tauschhandel mit Gebrauchsgütern zum Handel mit Kreditgeld zurückführen. Beim traditionellen Tauschobjekt, also einem Stück Butter, einem Sack Kartoffeln oder einer Kuh, wusste man ungefähr, welchen Gegenwert man sich einhandelte – bei Münzen und später noch mehr bei Geldscheinen hingegen war man vor einem plötzlichen Wertverlust nicht gefeit, da diese Zwischentauschmittel an sich ja nichts oder nur wenig wert sind. Ihr Gegenwert ist weitgehend symbolischer Natur. Besonders die sogenannten Brakteaten – einseitig geprägte Hohl-Pfennige, die vom 12. bis zum 14. Jahrhundert die vorherrschende Münzsorte im deutschsprachigen Raum darstellten – wurden von den örtlichen Münzherren immer wieder verrufen, das heißt, sie mussten gegen eine geringere Anzahl neuer Münzen eingetauscht werden. Ihr Wert konnte also jederzeit plötzlich abnehmen: Sie konnten, wie die Geldgeschenke des Teufels, unvermittelt an Wert verlieren.

Aus der assoziativen Verbindung von Geld und Kot spricht also eine schon sehr alte und tiefgreifende Angst vor den unberechenbaren Kräften des Finanzmarktes – eine Angst, die sich mit der US-Immobilienkrise, mit dem Zusammenbruch der Investmentbank Lehman Brothers im September 2008 und der darauffolgenden weltweiten Finanzkrise einmal mehr als berechtigt erwies. Als der deutschen Bankenholding Hypo Real Estate im Frühjahr 2009 die Insolvenz drohte und sie als erstes deutsches Kreditinstitut mit staatlichen Garantiezusagen gestützt werden musste, verglich der Journalist Heribert Prantl sie in der *Süddeutschen Zeitung* recht treffend mit einem «Misthaufen»: Es handle sich bei ihr, so Prantl, um «ein Silo der Exkremente eines hochriskanten Finanzsystems». Den Papieren der Bankenholding war unter der Einwirkung von Collateralized Debt Obligations und anderen finanzwirtschaftlichen Verdauungssäften ein Großteil ihres Wertes entzogen worden; was blieb, war ein unansehnlicher, undurchschaubarer Rest, der mit dem ursprünglichen Kapitalvermögen der Bank ungefähr so viel zu tun hatte wie ein Kuhfladen mit einem Armvoll frischen Grases. Das Ausmisten fiel der Bundesregierung zu: Im Oktober 2009 wurde die Hypo Real Estate als erste Bank in der Geschichte der Bundesrepublik verstaatlicht.

Doch nicht nur kollektive historische Erfahrungen – auch je individuelle frühkindliche Erlebnisse mögen zu der bedingten Gleichsetzung von Gold/Geld und Scheiße beigetragen haben. Wie Sigmund Freud gezeigt hat, ist das Verhältnis des Säuglings zu seinen Exkrementen nämlich ähnlich innig wie die Beziehung so mancher Erwachsener zu ihrem Geldbesitz: «Er […] schätzt ihn als einen Teil seines Körpers, von dem er sich nicht leicht trennt, und verwendet ihn als erstes ‹Geschenk›, um Personen auszuzeichnen, die er besonders schätzt.» Dass das Kleinkind seine Exkremente als eine solche Auszeichnung verstehen kann und diese den Eltern bisweilen mit Stolz überreicht, liegt Freud zufolge daran, dass der Kot gewissermaßen das erste Wertobjekt ist, welches das Kind produktiv hervorbringt und, sobald es die Kontrolle über seinen Schließmuskel erlangt hat, nach eigenem Gutdünken vergeben kann. Die Scheiße ist sein erstes eigenständiges Werk.

> Bei der Defäkation ergibt sich für das Kind eine erste Entscheidung zwischen narzißtischer und objektliebender Einstellung. Es gibt entweder den Kot gefügig ab, «opfert» ihn der Liebe, oder hält ihn zur autoerotischen Befriedigung [...] zurück. [...] Das Kind kennt kein anderes Geld, als was ihm geschenkt wird, kein erworbenes und auch kein eigenes, ererbtes. Da Kot sein erstes Geschenk ist, überträgt es leicht sein Interesse von diesem Stoff auf jenen neuen, der ihm als wichtigstes Geschenk im Leben entgegentritt.

Der Freud-Schüler Sándor Ferenczi unterteilte diese frühkindliche Ontogenese des Geldinteresses noch in weitere Stufen: Ihm zufolge wird die ursprüngliche Lust am Kot zunächst auf den Sand übertragen, aus dem das Kind Kaka-ähnliche Kuchen und Haufen formt. Danach richtet sich das Interesse zunehmend auf Kieselsteine, dann auf Murmeln, Knöpfe und Obstkerne, und erst am Schluss der Entwicklung auf die Geldmünzen, die durch ihr Glänzen das Auge, durch ihr Klingeln das Ohr und durch ihre glatte Oberfläche den Tastsinn des Kindes erfreuen. Zugleich sind sie jedoch, anders als die Exkremente, gänzlich geruchlos. Die Objekte der Begierde werden also, im Einklang mit der elterlichen Erziehung zur Reinlichkeit, immer trockener, härter und sauberer. Das Münzgeld, das am Ende dieser Entwicklung steht, ist Ferenczi zufolge daher «nichts anderes [...] als *geruchloser, entwässerter und glänzend gemachter Kot*».

Ein weiterer Grund, weshalb seine Ausscheidungen dem Kind so kostbar sind, ist darin zu suchen, dass der Kot – wie Freuds Hinweis auf die «autoerotisch[e] Befriedigung» des Stuhlzurückhaltens andeutet – in der analen Phase der frühkindlichen Entwicklung häufig mit Lust verbunden ist: Die erogenen Schleimhautzonen des Darms werden durch den im Enddarm zurückgehaltenen oder langsam heraustretenden Stuhl gereizt und bereiten dem Kind dadurch ein mehr oder minder intensives erotisches Erlebnis. Im Lauf der elterlichen Erziehung werden diese koprophilen Neigungen jedoch zunehmend unterdrückt und durch kulturell akzeptierte Formen der Objektliebe ersetzt:

> Das ursprünglich erotische Interesse an der Defäkation ist [...] zum Erlöschen in reiferen Jahren bestimmt; in diesen Jahren tritt das Interesse am Gelde als ein neues auf, welches der Kindheit noch gefehlt hat; dadurch wird es erleichtert, daß die frühere Strebung, die ihr Ziel zu verlieren im Begriffe ist, auf das neu auftauchende Ziel übergeleitet werde.

Die Lust, die das Kind am Horten seiner Exkremente empfindet, wird im jungen Erwachsenenalter also zunehmend auf das Anhäufen von Geld und anderen Wertgegenständen übertragen. Gerade Kinder, die sich auf dem Topf weigern, ihr Geschäft zu verrichten, weil sie aus dem Zurückhalten der Exkremente einen besonders großen «Lustnebengewinn» beziehen, können Freud zufolge daher auch später als Erwachsene nicht richtig loslassen: Sie zeichnen sich durch geradezu krankhaften «Geiz, Pedanterie und Eigensinn» aus. Diese anal-retentiven Menschen sitzen so zwanghaft und beharrlich auf ihrem Geld, ihren Vorstellungen von Ordnung und ihren sonstigen Prinzipien wie ehedem auf ihrem prall gefüllten Enddarm.

Obwohl die Freudschen Theorien zur Bedeutung der analen Phase für die Persönlichkeitsbildung nicht unumstritten sind, ist das Konzept der anal-retentiven Persönlichkeit inzwischen doch weit verbreitet, ja geradezu zu einem festen Bestandteil der populärpsychologischen Matrix avanciert. Wenn der österreichische Kabarettist Josef Hader in seinem Bühnenprogramm *Hader muss weg* erklärt, dass Billigautos der Marke Škoda serienmäßig mit Hämorrhoidenkissen ausgeliefert werden, muss er die zugrundeliegenden psychologischen Theorien allenfalls beiläufig anreißen, um einen Lacher zu erzielen: Die Assoziationskette Geiz – harter Stuhl – Hämorrhoiden ist dem Publikum offenbar so vertraut, dass sie in Sekundenbruchteilen als Witzgrundlage abrufbar ist.

Auch aus dem Ausdruck ‹Korinthenkacker› spricht das Wissen um die enge Verknüpfung von Stuhlgang und Geiz: Ist jemand besonders kleinlich oder kleinkariert, dann bringt er diesem Schimpfwort zufolge ausschließlich Köttel zutage, welche so klein und hart sind, dass sie an verschrumpelte Rosinen erinnern. In den für küchenpsychologischen *psycho-babble* besonders anfälligen USA schließlich ist der Begriff des anal-retentiven Charakters so geläufig, dass geizige, verkrampfte Typen in der Umgangssprache häufig einfach nur als ‹anal› bezeichnet werden: *Stop being so anal!* Ist jemand besonders knickerig und/oder stur, so bezeichnet man ihn bisweilen auch als *tight-assed*, also als ‹engarschig›. Und ist er so verkniffen, dass er weder Geld noch Kot oder Gefühle nach außen dringen lässt, dann ist er einer anschaulichen Redewendung zufolge so eng und verkrampft ‹wie der Schließmuskel eines Kamels in einem Sandsturm›: *as tight as a camel's ass in a sandstorm.*

Auch auf das Denken vieler Psychoanalytiker, Ärzte und Sozialpsychologen hatte das Freudsche Konzept des anal-retentiven Charakters großen Einfluss. Sándor Ferenczi etwa führte chronische Stuhlbeschwerden auf eine «Verletzung des Geldkomplexes» zurück: Eine seiner Analysandinnen litt stets gegen Ende des Monats, wenn sie ihren Eltern Geld senden sollte, an heftigem Durchfall.

Ein anderer Patient bekam, wenn er dem Analytiker dessen Honorar überreichen musste, regelmäßig Blähungen. Ähnlich deutete der Freud-Zeitgenosse und Wegbereiter der modernen Psychosomatik Georg Groddeck akute Darmverstimmungen als möglichen Ausdruck gegenwärtiger Geldsorgen: «Wer im allgemeinen keine Schwierigkeiten mit seinen Entleerungen hat und ist einen Tag verstopft», erklärte er,

> braucht nur zu überlegen, nach Namen und Stunde zu suchen, so wird er bald auf eine Rechnung oder drohende Ausgabe stoßen, die er machen muß und nicht möchte, oder die er möchte und nicht wagt, weil es ihm zu teuer ist. Es erhebt sich ein Streit, er macht den Beutel zu, weil er nicht ausgeben will. Kot und Gold ist dasselbe [...].

Der Psychoanalytiker und Sozialpsychologe Erich Fromm schließlich meinte, die – ursprünglich auf die individuelle Persönlichkeitsentwicklung bezogene – Freudsche Charakterologie auch auf ganze soziale Klassen oder gar Gesellschaftsformen übertragen zu können. Der «‹Geist› des Kapitalismus bzw. der bürgerlichen Gesellschaft» sei, so Fromm, durch ebenjene negativen Eigenschaften gekennzeichnet, welche auch für den anal-retentiven Charakter typisch sind. Besonders im Kleinbürgertum glaubte Fromm eine starke Ausprägung dieser Charaktereigenschaften ausmachen zu können: Teils, so Fromm, könnten sich diese analen Charakterzüge «im Sinne der Anpassung an die Erfordernisse der kapitalistischen Wirtschaftsstruktur» entwickelt haben – teils könnten aber auch analerotische Triebkomponenten sublimiert und in eine «die kapitalistische Wirtschaft vorantreibende Produktivkraft» umgeformt worden sein.

Mit anderen Worten: Wer als Kleinkind ständig ein Töpfchen unter sich hat, der verspürt womöglich später den unbändigen Drang, auch eine Firma oder Fabrik zu ‹besitzen›. Wer in der analen Phase zu übertriebener Reinlichkeit und Schließmuskelkontrolle angehalten wurde, der kontrolliert auch später mit anal retentiver Zwanghaftigkeit alles, was er veräußert – wobei er natürlich versucht, allzu große finanzielle Ausscheidungen zu vermeiden. Wer als Kleinkind ein zwanghaftes Verhältnis zur eigenen Scheiße hat, der wird im Erwachsenenalter, um eine Formulierung von Pascal Bruckner und Alain Finkielkraut zu borgen, ein «Kackapipitalist».

Dass man seine Exkremente nicht leichtfertig fortgibt, mag aber nicht nur frühkindlichen Prägungen oder den rigorosen Erfordernissen der kapitalistischen Wirtschaftsstruktur geschuldet sein – es ist auch durchaus ökonomisch sinnvoll. Zumindest, solange man die Scheiße nicht in seinem Körperinnern, sondern zum Beispiel in einer Jauchegrube oder auf einem Misthaufen hinter dem Haus hortet. Denn tatsächlich hat die Scheiße von Menschen wie Tieren – als Düngemittel, aber auch als Brennmaterial und Baustoff – ja durchaus einen praktischen Wert. In Indien etwa stellen getrocknete Kuhfladen eine der Grundlagen der heimischen Energiewirtschaft dar. Ungefähr 700 Millionen Tonnen verwertbarer Fäkalien produzieren die Kühe des Subkontinents pro Jahr. Über die Hälfte der in indischen Privathaushalten verbrauchten Energie stammt aus dem Stoffwechsel der Rinder: Der Heizwert der verbrannten Fladen entspricht dabei jährlich ungefähr 64 Millionen Tonnen Steinkohle.

In Europa galt die Größe des jeweiligen Misthaufens traditionell als Gradmesser und sichtbares Zeichen für den Wohlstand eines Hofes – nicht zuletzt, weil sich an dieser Größe die Menge des vorhandenen Viehs ablesen ließ. Im *abenteuerlichen Simplicissimus* von Hans Jakob Christoffel von Grimmelshausen etwa wird erzählt, dass marodierende Soldaten während des Dreißigjährigen Krieges als Erstes den Hof angriffen, vor dem sich der größte Misthaufen auftürmte, da sie zu Recht vermuteten, dass es dort am meisten zu holen gab. Noch Jahrhunderte später begutachteten Eltern, bevor sie ihren Nachwuchs zur Vermählung freigaben, angeblich erst einmal den Misthaufen des möglichen Schwiegerkinds, um sich ein Bild über dessen finanzielle Lage zu machen. Als der amerikanische Schriftsteller Mark Twain 1867 Europa bereiste und bei dieser Gelegenheit auch dem Schwarzwald einen Besuch abstattete, kam er entsprechend beim Anblick eines riesigen, «alpenähnlichen» Misthaufens nicht umhin zu schließen, dass es sich bei der Tochter des dort lebenden Bauern um «die ‹gute Partie› der ganzen Gegend» handeln müsse: «Unbewußt gewöhnten wir uns an», schreibt er in *Bummel durch Europa*, «die gesellschaftliche Stellung eines Mannes nach diesem ins Auge fallenden, aufschlußreichen Kennzeichen zu beurteilen.»

Der Mist, so Twain, sei «offensichtlich der größte Reichtum des Schwarzwälders – seine Währung, sein Schatz, sein Stolz [...] und seine erste Sorge, wenn er sich anschickt, sein Testament zu machen.» Umso unverständlicher sei es, dass die fetischartige Bedeutung der Scheiße für den Schwarzwaldbewohner in den schönen Künsten bisher nicht angemessen gewürdigt worden sei. In dem Schwarzwaldroman, den Twain zu skizzieren sich umgehend anschickt, nimmt der Mist denn auch ebenjene dramaturgische Funktion ein, die in anderen melodramatischen Machwerken das Geld innehat: Aus der konsequenten Vertauschung dieser beiden Begriffe bezieht der Text seine satirische Kraft. «Reicher alter Bauer namens Huß. Großes Vermögen in Mist geerbt und durch Fleiß vergrößert. [...] Gretchen Huß, Tochter und Erbin. Paul Hoch, junger Nachbar, Bewerber um Gretchens Hand – angeblich; in Wirklichkeit will er den Mist»: So sieht die Personenkonstellation aus, aus dem sich die Liebeskabalen in Mark Twains Schwarzwaldroman entwickeln. Natürlich ist der Heiratsschwindler Paul Hoch «habgierig, niederträchtig und bar aller Empfindsamkeit», mit anderen Worten: anal-retentiv veranlagt – sein Gegenspieler Hans Schmidt hingegen ist voller Gefühl und Poesie und selbstverständlich bis über beide Ohren in Gretchen verliebt, hat aber leider «keinen Mist».

Es kommt, wie es in kitschigen Geschichten und Parodien darauf kommen muss: Die Hochzeit mit Paul Hoch wird anberaumt. Doch kurz bevor Gretchen das verhängnisvolle Ja-Wort sprechen kann und damit ihr Schicksal besiegelt, wird der falsche Bräutigam vor versammelter Hochzeitsgesellschaft als Betrüger und Mist-Dieb entlarvt. Der zwischenzeitlich verschwundene Hans Schmidt hingegen kehrt urplötzlich im Triumph in das Dorf und die Arme seines geliebten Gretchens zurück – und nicht nur das: Er ist unverhofft reich geworden.

> So höret. Die Welt hatte mich aufgegeben, ich gab die Welt auf. Ich irrte in der Einsamkeit des Waldes umher, [...] nährte mich von Wurzeln, und in meiner Verbitterung grub ich nach den bittersten [...] Sorten. Vor drei Tagen stieß ich beim Graben auf eine Dungader! – eine Golconda, eine Bonanza reinen Dunges! Ich kann euch *alle* aufkaufen und habe noch Bergketten von Dung übrig! Haha! *nun* lachet!

Dies ist freilich nicht mehr die Sprache eines Heimatroman-Helden aus dem Schwarzwald, sondern eher die eines amerikanischen Goldgräbers: ‹Golconda› ist der Name einer für ihre reichen Diamantenvorkommen berühmten Festungsstadt in Indien und steht im amerikanischen Englisch generell für eine Mine, die unermessliche Reichtümer abwirft. Und ‹Bonanza› bezeichnet im amerikanischen Goldgräber-Slang ebenfalls allgemein eine überraschend entdeckte Goldgrube. Als Twain den Text verfasste, war der Goldrausch in Kalifornien noch keine zwanzig Jahre alt, der in Colorado erreichte gerade seinen Höhepunkt – diese Ausdrücke dürften also den meisten zeitgenössischen Lesern geläufig gewesen sein.

Indem das von Twain entworfene «Gerippe des Schwarzwaldromans» ein ureuropäisches Melodramenmuster mit Elementen aus einer typisch amerikanischen Glücksverheißungsgeschichte anreichert, erhält die Geschichte eine überregionale und überzeitliche Bedeutung – lässt sie doch den Wert eines jeden als wertvoll erachteten Materials als kontingent erscheinen: Die einen schürfen eben nach Gold, die anderen nach Scheiße. Nicht nur die südwestdeutschen Bauern mit ihrer Gier nach der «Schwarzwaldwährung» stehen am Ende lächerlich da, auch das Streben der amerikanischen Goldgräber erscheint als höchst fragwürdig, gründet doch auch ihr ganzes Glücks- und Erfolgskonzept darauf, dass die von ihnen geschürfte Substanz, wie im Schwarzwald der Mist, als wertvoll anerkannt wird. Sollte sich diese willkürliche Bewertung je ändern – dann, so legt diese Geschichte nahe, ist auch der nächste Griff in die Goldwaschpfanne möglicherweise nichts weiter als ein Griff ins Klo.

Eine positivere Sicht auf die Scheiße (aber nicht auf das Gold) bietet die Geschichte «Der Hüter des Misthaufens» des deutschen Dichters Peter Rühmkorf. Anders als Twains Schwarzwalderzählung ist dieses «aufgeklärte Märchen», wie der Autor es nennt, explizit in einem mythischen Milieu angesiedelt, in einem Land namens Tellurien – der Name verweist darauf, dass es sich hierbei um ein beliebiges Land der ‹Erde› (dies die Bedeutung des lateinischen Wortes *tellus*) handelt.

In diesem Land herrscht ein alter König, der sich, als es ans Sterben geht, vor dasselbe Problem gestellt sieht wie einst König Lear bei Shakespeare: Er hat drei Kinder – aber nur ein Reich, das er ihnen vermachen könnte. In seiner Not verfällt er, auch darin dem Lear ähnlich, auf einen nur mäßig durchdachten Plan. Seinem ältesten Sohn vermacht er alles, was niet- und nagelfest ist, sprich all seine Ländereien, Äcker, Weiden und Immobilien. Seinem Zweitältesten vermacht er sämtliche beweglichen Besitztümer des Landes, also Schafe und Ziegen, Pferde und Kühe, Kutschen und Kriegsgeräte et cetera. Dem jüngsten Sohn vermacht er jene proteische Materie, die zwischen Mobilie und Immobilie, zwischen Wert und Unwert, zwischen Subjekt und Objekt stets die unstete Position des Dritten einnimmt: die gesammelte Scheiße des Landes. «Vor den Toren der Stadt», verkündet der König und zieht den Sohn liebreich an seine Brust, «liegt mein königlicher Misthaufen, der ist so beweglich wie unbeweglich, denn wo er aufragt wie ein gewachsener Berg, will er doch auch wieder abgetragen und übers Land verteilt werden, den nimm von mir als dein Erbe und hüte ihn wie einen Schatz.» Der Jüngste wird also zum «Hüter des Misthaufens» und zum Gespött seiner beiden Brüder.

Bis zu jenem Tag, als Tellurien von den Zwistigkeiten der beiden älteren Brüder sowie ihren endlosen Kriegen gegen einen äußeren Feind verwüstet und kaputtgewirtschaftet ist. Als die Böden so ausgelaugt, die Wälder so leer gejagt und die Bevölkerung so arm ist, dass selbst die feindlichen Besatzungstruppen das Interesse an dem Land verlieren und abziehen, schlägt die Stunde des Jüngsten. Kotbeschmiert steigt er von seinem Haufen herab, der inzwischen zu einem mächtigen «Gebirge […] mit einem Riesenschweinesumpf aus Piß und Gülle vorgelagert» angewachsen ist, ja dessen «Dampfschwaden bis an die Wolken» reichen, und lässt seinen segensreichen Besitz über ganz Tellurien verteilen. Und siehe: Binnen kürzester Zeit fängt das Land wieder an zu blühen und Frucht zu tragen, und der zuvor verhöhnte Bruder ist der lachende Dritte. Sein Misthaufen bot ihm nicht nur gewissermaßen einen archimedischen Punkt, den kein Feind zu betreten wagte oder wünschte – er versorgt das Land nun auch mit dem dringend benötigten Dünger: Der im Mist enthaltene Stickstoff hilft den Pflanzen, neue Blätter hervorzubringen, der Phosphor bei der Blüten- und Fruchtbildung. So wie der mythologische Skarabäus aus dem Pferdeapfel geboren wird, entsteigt der dunklen Materie am Ende neues Leben. Der Unterleib, schreibt Michail Bachtin, ist nicht zuletzt «der Ort der *Befruchtung und der Geburt.* Daher bleibt in den Motiven Urin und Kot die Verbindung mit der *Fruchtbarkeit,* der *Erneuerung* und dem *Glück* erhalten.» Für das Fortleben Telluriens – und das heißt: der Erde – ist die Scheiße letztlich wichtiger als alle anderen Besitz- und Reichtümer zusammen.

Dass Scheiße eine überaus kostbare Nährlösung darstellt, war bereits in der Antike bekannt: «Die [...] Schriftsteller empfehlen als Düngemittel übereinstimmend vor allem den Menschenkot», wusste schon Plinius der Ältere im ersten nachchristlichen Jahrhundert zu berichten. «Als nächstes schätzt man den Mist der Schweine [...]. Andere bevorzugen den Mist eines jeden vierfüßigen Tiers, das mit Schneckenklee gefüttert wurde, wieder andere den Taubenmist.» Im Mittelalter ging dieses differenzierte Fachwissen, wie so vieles, verloren – erst mit der Renaissance besann man sich in Europa auf alte Tugenden und setzte Fäkalien wieder gezielt zur Bodenverbesserung ein. Diese Wiederentdeckung des organischen Düngers stellte – neben der Einführung der Kartoffel als Kulturknolle und des Klees als Futtermittel für das Vieh – ein wichtiges Element in der landwirtschaftlichen Revolution des 18. und frühen 19. Jahrhunderts dar und trug so entscheidend zur Beendigung der Hungersnöte bei, die Europa bis dahin periodisch heimgesucht hatten.

Ihren Höhepunkt erreichte die Begeisterung für den Wert der Exkremente gegen Mitte des 19. Jahrhunderts. Für diese Entwicklung waren zum einen neue naturwissenschaftliche Erkenntnisse verantwortlich: Um 1840 konnte der deutsche Chemiker Justus Liebig erstmals die wachstumsfördernde Wirkung von Stickstoff, Phosphaten und Kalium nachweisen. Zum anderen stellten die zunehmende Verstädterung und die wachsende Wohndichte in den Häusern und Mietskasernen der Großstädte die Behörden vor völlig neue Aufgaben: Wenn immer mehr Menschen auf immer engerem Raum zusammenleben, produzieren sie nicht nur enorme Mengen an Fäkalien – sie müssen auch durch landwirtschaftliche Flächen im Umland ernährt werden, die sich nicht einfach proportional zu den Bevölkerungszahlen vergrößern lassen. Durch den konsequenten Abtransport der Scheiße aus den Städten und ihren Einsatz als Düngemittel glaubte man daher, zwei Fliegen mit einer Klappe schlagen zu können.

Hygieniker, Philosophen, Agrarwissenschaftler und Sozialreformer überboten sich gegenseitig mit Berechnungen über den genauen Wert der städtischen Fäkalien und Vorschlägen für ihre bestmögliche Verwendung. Besonders in Frankreich wehrte man sich lange gegen die Einführung der Schwemmkanalisation und propagierte stattdessen das systematische Fäkalien-Recycling. So schrieb der Pariser Bauingenieur Adolphe-Auguste Mille im Jahr 1855: «Jeder stinkende Geruch deutet auf eine Gefährdung der öffentlichen Gesundheit in den Städten und auf eine Einbuße an Düngemitteln auf dem Lande hin.» Der Philosoph Pierre Leroux schlug vor, dass jeder Bürger seine Exkremente sorgsam aufbewahren und an Stelle von Steuern dem Staat übergeben sollte: «Der landwirtschaftliche Ertrag würde sich sofort verdoppeln, und das Elend verschwände vom Angesicht der Erde.» Der Arzt und Sozialreformer Alexandre Parent-Duchâtelet meinte, der Export von Exkrementen könnte eine der größten Einnahmequellen von Paris werden – allein die Erlöse aus dem Sammelbecken von Montfaucon betrugen Berechnungen zufolge alljährlich eine halbe Million Francs. Und ein Traktat aus dem Jahr 1856 jubelte: «Jedes Kilogramm [Kot] ist so viel Wert wie ein Kilogramm Weizen.» Ihre literarische Apotheose und Vergoldung erlangte die Scheiße jedoch im Werk von Victor Hugo: «Kein Guano läßt sich an Fruchtbarkeit mit dem Abfall einer Hauptstadt vergleichen», schreibt er in *Die Elenden* in einem langen, euphorischen Exkurs, der in den meisten deutschen Übersetzungen bedauerlicherweise ausgespart wird:

> Wenn unser Gold Mist ist, so ist unser Mist wiederum Gold. [...] Die Kehrrichthaufen an den Prellsteinen, [...] die scheußlichen Tonnen der städtischen Müllabfuhr, der stinkende, unterirdisch

abfließende Schlamm, den das Pflaster verbirgt, wißt ihr, was das ist? Das ist die blühende Wiese, grünes Gras, das ist Quendel, Thymian und Salbei, das ist Wild und Vieh, das ist das zufriedene Brüllen der großen Ochsen am Abend, das ist duftendes Heu, goldgelbes Getreide und Brot auf eurem Tisch, das ist heißes Blut in euren Adern, ist Gesundheit, Freude und Leben. So will es die geheimnisvolle Schöpfung, die auf Erden Transformation und im Himmel Transfiguration ist.

Doch auch östlich des Rheins wusste man um den besonderen Wert der städtischen Fäkalien. Wann immer eine größere Sammelstelle für Unrat und Exkremente eingerichtet wurde, so der Soziologe Peter Gleichmann, «wurden zunächst umfängliche Rechnungen aufgestellt, wie groß der Gewinn aus regelmäßiger Veräußerung des Kotes wohl sein werde». In der Stadt Karlsruhe etwa wurden die Rechte, die Fäkalien des kommenden Jahres abfahren zu dürfen, alljährlich im Dezember unter den örtlichen Landwirten in einer großen Auktion versteigert. Der Architekt Karl Möllinger rechnete vor, dass das Nachbarland Frankreich, vollkommen überflüssigerweise, alljährlich Weizen im Wert von 50 Millionen Francs einführen müsse: «Um diese Ausgabe zu ersparen, braucht man nur die Masse des Düngers zu vermehren, indem man – wie die Bewohner des himmlischen Reiches – von den Excrementen nichts läßt verloren gehen.» Und der Vorsitzende des deutschen Landwirtschaftsrats, Friedrich von Wedell-Malchow, schrieb 1885 über die «Verwerthung der städtischen Fäcalien»:

Gelänge es aber, auch die Pflanzennährstoffe, welche in den Abfall- und Fäcalstoffen der größeren Städte enthalten sind und jetzt zum großen Theil ungenutzt bleiben, [...] dem Boden wiederzugeben, so ist nicht zu bezweifeln, daß die deutsche Landwirthschaft in den Stand gesetzt sein würde, nicht nur die Millionen Mark, welche sie bis heute alljährlich für künstlichen

> Dünger in andere Welttheile zu senden genöthigt ist, im Deutschen Reiche selbst zur Verwendung zu bringen, sondern auch ausschließlich mit ihren eigenen Erzeugnissen das deutsche Volk zu ernähren.

Es gelte daher, so von Wedell-Malchow, «ein System zu ermitteln, welches […] die Ausscheidungen [der Städte] in möglichst handlicher, weniger ekelhafter Form und zu einem dem Düngewerth entsprechenden Preise den Landwirthen weiterer Bezirke zur Disposition stellt». Für den Vorsitzenden des Landwirtschaftsrats stellte die Nutzbarmachung der Scheiße, vierzehn Jahre nach Gründung des Deutschen Reiches, also nichts weniger als eine Frage ausgeglichener Staatsfinanzen sowie der nationalen Autarkie dar.

Doch all diesen gewichtigen volkswirtschaftlichen Argumenten zum Trotz: Der Ekel vor der Scheiße behielt die Überhand. Zwar wurden in zahlreichen deutschen Städten Poudrette-Fabriken errichtet, welche die urbanen Fäkalien, wie von Wedell-Malchow gefordert, in geruchlosen Trockendünger, sogenannten deutschen Guano umwandelten. Zwar sprach sich ein erheblicher Teil der Haus- und Grundbesitzer für die systematische Sammlung und Verwertung der Scheiße aus. Dennoch setzten sich die Befürworter zentraler Kanalisationssysteme – Tiefbauingenieure, Ärzte und hohe Regierungsbeamte – durch. «Entweder muß der Mensch dem Kothe, oder der Koth dem Menschen weichen!», verkündete 1883 ein Architekturhandbuch in hohem apokalyptischen Tonfall. Anstatt die Exkremente als Dünger zu nutzen, mussten sie nun also kosten-, wasser- und energieintensiv aus den Augen, aus der Nase, aus dem Sinn gespült werden. Die Gebühren für ihre Beseitigung wurden den Bürgern angelastet: Hatten diese zuvor mancherorts noch Geld für die Überlassung ihrer Exkremente erhalten, so mussten sie nun umgekehrt, um den zunehmend strengen Hygienevorstellungen Genüge zu tun, für deren Entsorgung bezahlen.

Scham und Ekelgefühle setzten sich gegenüber den Geldinteressen durch – ein in der Geschichte der westlichen Zivilisation vielleicht einmaliger Vorgang.

Gegen Ende des 19. Jahrhunderts vollendete sich so die Entwertung der Scheiße, die in der frühen Neuzeit ihren Ausgang genommen hatte: Der befruchtende, nährende Aspekt der Exkremente wurde in der öffentlichen Wahrnehmung fortan fast vollständig von ihren negativen Eigenschaften überdeckt. (Erst heute, da die weltweiten Phosphat-Vorräte allmählich zur Neige gehen und die Düngerpreise steigen, erlebt der Gedanke des Fäkalien-Recyclings, unter der klangvollen Bezeichnung *Urban Mining*, eine zaghafte Renaissance.) Der Siegeszug der Schwemmkanalisation besiegelte die traditionelle Gleichsetzung von Scheiße und Geld. «Und damit ist allmählich die tatsächliche *Trennung der zwei Vorgänge*, Hergabe des Kotes und Belohnen mit Geld, vollzogen», schreibt Peter Gleichmann. «Peinlichkeitsängste und Peinlichkeitsvermeidung werden zum zentralen seelischen und schließlich sozialen Antrieb für den Aufbau der gigantischen Kanalisationssysteme. [...] Die alte Beziehung von Kot und Geld wird schrittweise in das Unbewußte verlagert.» Um die Jahrhundertwende intensivierten sich die Bemühungen um die städtische Fäkalienbeseitigung in Deutschland: Die Scheiße wurde mehr und mehr in den Untergrund, das heißt: in das Unbewusste der Städte verdrängt. Zur gleichen Zeit machte Sigmund Freud bezeichnenderweise seine entscheidenden Entdeckungen zu Analität und Charakter.

Der alchemistische Gedanke, dass man aus Scheiße Geld machen kann, ja dass es sich bei beiden sogar um dieselbe Substanz handeln könnte, lebte fortan vor allem in den Refugien des Unbewussten fort: in Witzen, Träumen, kindlichen Vorstellungen – und nicht zuletzt auch in der Kunst. «DER KREISLAUF VOM ESSEN ZUR SCHEISSE FUNKTIONIERT. / DER KREISLAUF VON DER SCHEISSE ZUM ESSEN IST UNTERBROCHEN», konstatierte etwa Friedensreich Hundertwasser 1979 in einem pathetisch-pamphletistischen Gedicht mit dem Titel «Scheißkultur – Die heilige Scheiße»:

Jedesmal, wenn wir die Wasserspülung betätigen, im Glauben,
eine hygienische Handlung zu vollziehen,
verstossen wir gegen kosmische Gesetze,
denn in Wahrheit ist es eine gottlose Tat,
eine frevelhafte Geste des Todes.

Hundertwasser zog für sich selbst die ökologischen und kosmischen Konsequenzen: Er verlegte sich auf die Benutzung einer Humustoilette, die Fäkalien mittels natürlicher Mikroorganismen zu Dünger veredelt, die aus Scheiße Kompost macht. Humus – und das bedeutete für ihn im Wortsinne: ‹humane› Erde, die Ackerkrume aus unserem Darm – sei nämlich, so Hundertwasser, «das wahre schwarze Gold».

Kunstkacke

In einer seiner letzten Erzählungen berichtet der 2008 aus dem Leben gegangene amerikanische Autor David Foster Wallace von einem Mann, der Kunstkacke produziert. Allerdings nicht Kunstkacke im landläufigen Sinne des Wortes: also anmaßende Kunst, die ihrem eigenen überzogenen Anspruch auf Bedeutung nicht gerecht wird. Nein, die Werke dieses Mannes kommen direkt aus seinem Darmausgang, und zwar als vollendete Miniaturskulpturen: in Form einer Oscar-Statue, als Nike von Samothrake, als Detail aus Rodins *Höllentor*. «Sie sind im wahrsten Sinne des Wortes unglaublich», wie der Journalist Skip Atwater von der (fiktiven) Zeitschrift *Style*, der einen Artikel über den Künstler und seine Kacke schreiben möchte, beteuert. Nein, entgegnet der zuständige Redakteur ungerührt: Sie seien im wahrsten Sinne des Wortes Scheiße, und deshalb wolle er sie nicht im Blatt haben. «Ich will mir keine Scheiße anschauen. Niemand will sich Scheiße anschauen. Das ist der entscheidende Punkt, Skip: Die Leute wollen Scheiße nicht sehen.»

Hier irrt der Redakteur allerdings gewaltig. Exkremente sind auch jenseits von Foster Wallace' Mediensatire ein immer wieder gern verwendeter Werkstoff in der bildenden Kunst und der *performance art*. Und der Erfolg, den Künstler wie Dieter Roth, Paul McCarthy, Mike Kelley, Wim Delvoye, Chris Ofili oder Piero Manzoni mit ihrer Kunstkacke – oder höflicher und technischer ausgedrückt: mit ihrer *abject art* – genießen, beweist, dass es für Exkremente durchaus ein interessiertes Publikum gibt.

Die Unterstellung, jemand arbeite anstatt mit herkömmlichen Farbmitteln mit Scheiße, gehört eigentlich im Kunstbetrieb zu den geradezu klassisch zu nennenden Beleidigungen: *cacatum non est pictum*, besagt bereits ein lateinisches Sprichwort: ‹geschissen ist nicht gemalt›. Als der Maler und Professor an der Dresdner Kunstakademie Richard Müller seinen expressionistischen Kollegen Emil Nolde schmähen wollte, verkündete er entsprechend, dieser benutze seine Exkremente als Fingerfarbe: «Was? Wie? Da steckt sich so'n Mensch den Finger in'n Arsch und schmiert's aufs Papier», soll er angesichts des ungestümen Noldeschen Duktus, den Erinnerungen seines Schülers George Grosz zufolge, einmal ausgerufen haben. Auch für den Niederländer van Gogh hatte der Professor nur fäkale Verachtung übrig: «Was soll'n das? Ich male zwei Jahre an'm Bild und so'n Gogh schmiert sein' Scheißdreck in 'ner halben Stunde runter.» Offenbar war dieser – zumeist gegen progressive Künstler gerichtete – Vorwurf um die Jahrhundertwende so geläufig, dass er auch auf andere Kunstrichtungen übertragen wurde: Ein karikaturistisches Poster aus dem Jahr 1900 stellt den französischen Schriftsteller Émile Zola als wahrhaft schweinischen Kotkleckser dar. Es zeigt den naturalistischen Dichter ringelschwänzig auf einem Trog mit eigenen Werken sitzend: Anstatt einer Palette hält er einen randvollen Nachttopf mit der Aufschrift *caca international* in der einen Hand, in der anderen hält er einen Pinsel und beschmiert eine als Leinwand dienende Frankreich-Karte mit Scheiße.

In der bildenden Kunst ist die Scheiße also, wie auch andernorts, traditionell eher schlecht beleumundet: Erst seit etwa einem halben Jahrhundert finden Exkremente vermehrt in Werken westlicher Künstler Verwendung. Allerdings, und darin behält das oben zitierte lateinische Sprichwort recht, eher in der Plastik und der Performance-Kunst denn in der zweidimensionalen Malerei.

Tatsächlich ist Scheiße als plastischer Werkstoff geradezu ideal. Sie ist überall und jederzeit erhältlich. Sie ist kostengünstig und in großen Mengen zu beschaffen. Sie ist leicht formbar, und sie verleiht den aus ihr gefertigten Skulpturen eine ganz eigene, materialspezifische Textur – man betrachte nur die warme, organische Oberfläche von Marc Quinns Selbstporträt *Shit Head*, die Arbeit gleichen Namens von Chris Ofili oder Dieter Roths *Karnickelköttelkarnickel*, welche der Künstler Ende der 1960er Jahre aus zusammengekneteten Hasenhinterlassenschaften und Stroh modellierte: Wüsste man aufgrund der expliziten Werktitel nicht, woraus die Skulpturen gefertigt sind, könnte man meinen, sie bestünden aus eigens aufgrund ihrer ansprechenden Materialeigenschaften erworbenem Lehm oder Ton.

Zudem strahlen Exkremente, als echte Hinterlassenschaften eines lebenden Körpers, eine unbestreitbare Präsenz aus. Marc Quinns Porträtbüste trägt ja nicht nur äußerlich die Züge des Künstlers – sie ist auch innerlich, im Wortsinn, ein Werk und ein Teil des Künstlers. Chris Ofili verzichtete für seine Skulptur zwar auf die Verwendung eigener Ausscheidungen, dekorierte den aus Elefantendung geformten Scheißeschädel dafür aber mit seinen Milchzähnen und Haaren. Und auch Dieter Roths *Karnickelköttelkarnickel* ist ja nicht bloß die *Darstellung* eines Karnickels, es ist in gewisser Weise auch das Karnickel selbst – zumindest besteht es aus Materie, die einmal (im) Karnickel war. Als organische Hinterlassenschaft, als ehemaliger Teil eines lebendigen Körpers hat Scheiße – wie Zähne, Haare oder Zehennägel – eine Realpräsenz, die sich nicht wegdiskutieren lässt. Dem Literaturwissenschaftler Winfried Menninghaus zufolge ist Scheiße daher sogar dazu prädestiniert, den Platz des Absoluten aus Friedrich Schellings idealistischer Philosophie der Kunst einzunehmen: «Nur die Kunst», so Schelling, «erlaubt unter Umgehung theoretischer und praktischer Vergegenständlichungen eine Erfahrung des sonst unzugänglichen, weil konstitutiv verstellten ‹Dings an sich›. Scheißhaufen und Leichenteile sind die zeitgenössischen Varianten eines Auftreffens auf das ‹Ding an sich› im Feld der Konvergenz von Ekel, Realem und Wahrheit.» Man muss Scheiße nicht erklären, damit sie ihre Wirkung entfalten kann. Sie ist ‹einfach da›.

Vor allem aber ist Scheiße als Werkstoff dazu angetan, beim Publikum starke emotionale und moralische Reaktionen hervorzurufen: Sie gilt im westlichen Kulturkreis, wie wir gesehen haben, als eine Sache, die nur hinter verschlossenen Toilettentüren hervorzubringen und danach umgehend zu entsorgen ist. Ein Künstler, der seine Scheiße öffentlich zur Schau stellt, begibt sich gewissermaßen freiwillig in die Zeit vor dem Erlernen dieser zivilisatorischen Regel zurück. Er fordert bewusst ein starkes gesellschaftliches Tabu heraus und bedient sich dabei des vielleicht stärksten Reizmittels für den menschlichen Wahrnehmungsapparat überhaupt: des Ekelhaften. Ähnlich dem Kind, das aus Kummer oder Ärger ins Bett macht, zwingt er seine Umgebung mit vergleichsweise einfachen Mitteln zu einer Reaktion: «Das *shit movement* in der Gegenwartskunst», schreibt der Kunsthistoriker Hal Foster, «verdankt sich möglicherweise dem Wunsch nach einer symbolischen Umkehr des ersten zivilisatorischen Schrittes: der Unterdrückung des Übelriechenden und des Analen.»

Es dürften weniger ihre Materialeigenschaften als vielmehr diese «choquanten» Qualitäten (Friedrich Schlegel) sein, welche die Scheiße seit den 1960er Jahren zu einem bevorzugten Werkstoff in der Performance-Kunst machten: «scheissen und brunzen sind kunsten», wie die Dichter Konrad Bayer und Gerhard Rühm es formulierten. Besonders die wie Bayer und Rühm in der österreichischen Hauptstadt beheimateten Wiener Aktionisten machten sich dabei um eine Popularisierung des verfemten Materials verdient. Einer weiteren Öffentlichkeit bekannt wurde die Gruppe um Otto Muehl, Günter Brus und Hermann Nitsch durch eine Performance, die bald als – von den empörten Medien so titulierte – ‹Uni-Ferkelei› in die Annalen des Analen eingehen sollte. Am 7. Juni 1968 luden die Künstler unter dem Motto ‹Kunst und Revolution› in den Hörsaal I des Neuen Institutsgebäudes der Wiener Universität. Im Lauf dieser Veranstaltung bestieg Günter Brus das Podium, entkleidete sich bis auf die Socken, urinierte in die hohle Hand, trank den Urin und erbrach sich, um danach vor versammeltem Publikum das, was in der Presse verschämt als ‹große Notdurft› bezeichnet wurde, zu verrichten. Anschließend verschmierte er die Exkremente auf seinem nackten Körper und sang dazu lauthals die österreichische Bundeshymne. Wohl selten wurde der Sechzigerjahre-Slogan, das Private sei politisch, auf derart drastische und plakative Weise in die Tat überführt.

Der Staat ahndete die Provokation unbarmherzig: Brus wurde wegen Herabwürdigung der österreichischen Staatssymbole zu sechs Monaten Haft verurteilt – eine Strafe, der er sich durch Flucht nach West-Berlin entzog. Ebendort wurde im Sommer desselben Jahres der Student Karl-Heinz Pawla, ein Mitglied der Kommune I, zu zehn Monaten Haft verurteilt, weil er während einer Verhandlung auf den Tisch des Kriminalgerichts in Moabit defäkiert und sich danach mit den Gerichtsakten den Hintern abgewischt hatte.

Es ist bezeichnend, dass gerade die Achtundsechziger-Bewegung, die sich so vehement von den Wertvorstellungen und Verbrechen ihrer Elterngeneration abzusetzen versuchte, im Bemühen um Emanzipation immer wieder zur Kunstkacke griff. Denn die Struktur dieser Aktionen erinnert auf fatale Weise an eine gestörte Eltern-Kind- oder genauer: eine gestörte Vater-Sohn-Beziehung (bezeichnenderweise handelt es sich bei den Protagonisten solcher *shit-ins* ausschließlich um Männer). Wie die Autorin Marielouise Jurreit bemerkt, besteht denn auch eine deutliche Parallele zwischen dem Verhalten eines Bettnässers und der «analen Rebellion» der aufbegehrenden Achtundsechziger-Künstler und -Studenten. Der Sohn greift in Ermangelung einer anderen Waffe zu den eigenen Exkrementen und beschmutzt mit ihnen symbolisch die Autorität des Vaters. Die väterliche Macht bleibt dadurch aber prinzipiell unangetastet, ja mehr noch: Die Strafe, welche der Vater – das heißt hier: der Staat und sein Justizapparat – gegen den ungezogenen Sohn verhängt, ist drakonisch.

Hier zeigt sich ein zentrales Paradox und Problem dieser Form der Skandalkunst: Sie ist in besonderem Maß auf politische und gesellschaftliche Wirkung bedacht – ob sie diese Wirkung aber tatsächlich wie geplant entfalten kann, ist überaus fraglich. Er habe nicht zuletzt «mit Tabus brechen» wollen, erklärte Günter Brus nach seiner Hörsaal-Aktion (und bestätigte damit, was vermutlich ohnehin alle wussten). Nur: Tabus sind sehr viel stabiler, als des Aktionskünstlers Schulweisheit sich träumen lässt. Ja mehr noch: Jeder versuchte Tabubruch bestätigt letztlich die fundamentale Bedeutung der attackierten moralischen Schranke und trägt so paradoxerweise zu deren Fortbestand bei. «Die Überschreitung treibt die Grenze bis an die Grenze ihres Seins», schreibt der französische Philosoph Michel Foucault, «sie bringt sie dazu, im Moment ihres drohenden Verschwindens aufzuwachen.» Wer öffentlich einen Scheißhaufen setzt, der setzt zugleich ein unsichtbares, aber kaum zu übersehendes Ausrufezeichen: Seht her, hier ist etwas, das euch skandalisiert! Hier ist etwas, das ihr normalerweise nicht öffentlich tut (und ich im Übrigen auch nicht). Das, was ich hier mache, ist tabu. Indem der Exkrementalkünstler das Tabu thematisiert und ins Rampenlicht rückt, zerstört er es nicht – im Gegenteil, er stellt seine besondere Bedeutung erst heraus und verhilft ihm damit womöglich zu größerer Wirksamkeit.

Anders wäre auch kaum zu erklären, weshalb die vergleichsweise harmlose *abject art* eines Paul McCarthy oder Mike Kelley auch Jahrzehnte nach der Wiener Uni-Ferkelei noch als Grenzüberschreitung gelten und empfindliche Betrachter skandalisieren kann. McCarthy etwa führt seine provokativen, oftmals gewalttätigen und fast immer den Körper und seine Ausscheidungen in den Mittelpunkt rückenden Aktionen fast ausschließlich hinter den Türen seines Studios durch – das Publikum bekommt sie erst später zu sehen, als Video-Installation, in dem geschützten Raum einer Galerie oder eines Museums. Die Realpräsenz des Abjekts, die Erfahrung der Scheiße als unhinterfragbarem Ding an sich, nicht zuletzt ihr Geruch bleiben dem Publikum erspart. Es ist eben tatsächlich nur *Betrachter*: Es erlebt die Grenzüberschreitung nicht mit den Nahsinnen, mit Nase, Zunge oder Haut, sondern nur mit dem Auge – und auch das nur medial distanziert. Die Zuschauer sind in McCarthys Installationen so weit von der Scheiße entfernt wie Platons Höhlenmenschen von der Wahrheit.

Zudem handelt es sich bei den tabuisierten Körperflüssigkeiten, mit denen Paul McCarthy und seine Assistenten sich im Rahmen der inszenierten Performance-Orgien einreiben, in aller Regel gar nicht um die Sache selbst. Bei der dunklen, pastosen Masse, die McCarthy sich für sein frühes Werk *Shit Face Painting* in Gesicht und Barthaare rieb, um damit im Anschluss eine auf dem Boden liegende Leinwand zu bemalen, handelte es sich zwar noch tatsächlich um seine Exkremente (Abbildung 14) – danach stieg er aber bald auf Ersatzsubstanzen um und simulierte Körperflüssigkeiten vorzugsweise durch Schokoladensirup oder Ketchup.

Die Provokation gründet hier nur noch in einer entfernten Analogie, in einer rein äußerlichen Ähnlichkeit der verwendeten Substanzen: Die Grenze, die überschritten wird, ist – wie jeder Museumsbesucher sich durch einen Blick in den Katalog oder auf die Bildunterschrift überzeugen kann – nur eine Attrappe, und McCarthys Exkrementalkunst so wahrhaftig wie ein Bühnentod im Komödienstadel. Der Künstler sagt denn auch von sich selbst, er sei, anders als die Wiener Aktionisten, mit denen er oft in einen Topf geworfen wird, eher ein Clown denn ein Schamane: «Wien ist nicht Los Angeles. […] Als Teenager ging ich weder durch den

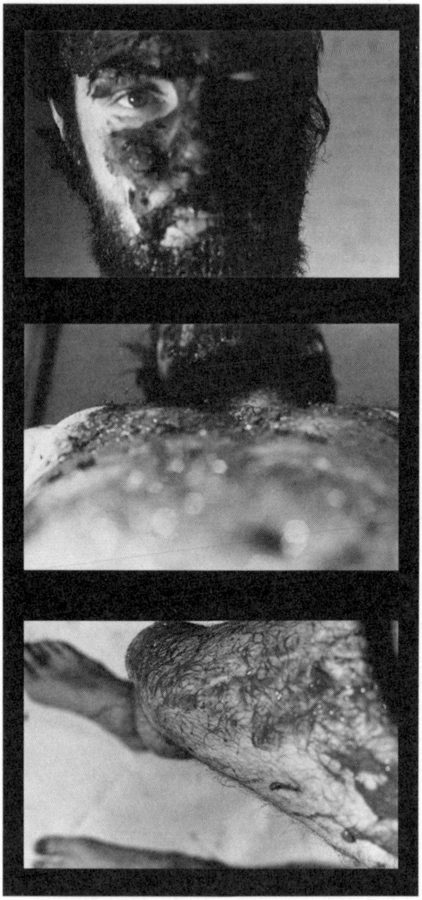

14 Paul McCarthy, Shit Face Painting (1974)

Katholizismus noch durch den Zweiten Weltkrieg. Ich lebte nicht in einem europäischen Kontext. Die Leute stellen Beziehungen zur Wiener Kunst her, ohne darüber nachzudenken, dass es einen großen Unterschied zwischen Ketchup und Blut gibt.» Dass McCarthys Werke trotzdem weiterhin eine Mischung aus Faszination, Ekel und gutbürgerlicher Empörung hervorzurufen vermögen (viele Museen versehen seine Installationen mit Warnhinweisen, welche an die *Parental-Advisory*-Aufkleber auf CDs mit gewaltverherrlichenden Texten erinnern), zeigt, wie widerstandsfähig unsere Tabus gegen die öffentliche Zurschaustellung von Exkrementen weiterhin sind.

Der Tabubruch muss dabei noch nicht einmal beabsichtigt sein. Der britische Maler Chris Ofili etwa, Sohn nigerianischer Einwanderer, verwendet seit einem Studienaufenthalt in Simbabwe Anfang der 1990er Jahre immer wieder Elefantendung auf seinen Bildern, und er stellt seine hochformatigen Gemälde grundsätzlich auf Sockel aus ebendiesem Material – er wolle, erklärte er, dadurch seine europäischen und afrikanischen Einflüsse miteinander verknüpfen und seine Gemälde, im wahrsten Sinne des Wortes, erden.

Ob Ofili durch den strategischen Einsatz von – nebenbei bemerkt: sorgfältig lackiertem und durchaus hübsch anzusehendem – Elefantenmist nun tatsächlich auf authentische afrikanische Kunsttraditionen zurückgreift oder nicht doch eher westliche Klischeevorstellungen von afrikanischer Volkskunst bedient, sei einmal dahingestellt. Fest steht, dass die Ausstellung seiner Werke einen der größten Kunstskandale des ausgehenden 20. Jahrhunderts nach sich zog. Bereits 1998, als Ofili den renommierten britischen Turner-Preis überreicht bekam, kippte ein empörter Besucher eine Ladung Kuhfladen auf die Stufen der Londoner Tate Gallery (und bediente sich damit interessanterweise desselben Materials, gegen das er so entrüstet ankämpfte). Als ein Jahr später Ofilis Werk *Holy Virgin Mary* – eine stilisierte Darstellung der Muttergottes mit glasierten Elefantenkötteln und Ausschnitten aus Pornomagazinen – im Rahmen der *Sensations*-Ausstellung im Brooklyn Museum of Art gezeigt wurde, wurde Ofili der Blasphemie beschuldigt. Ein Rentner attackierte das Werk mit einem Farbbeutel. Und der damalige New Yorker Bürgermeister Rudolph Giuliani bezeichnete das Gemälde als «krankes Zeug» und drohte an, dem Museum die städtischen Zuschüsse in Höhe von 7,2 Millionen Dollar zu streichen.

Hier zeigt sich ein weiteres stetig wiederkehrendes Merkmal der Exkrementalkunst: Sie verknüpft – egal, ob sie nun primär einen Skandal provozieren will oder diesen nur als Kollateralschaden in Kauf nimmt – immer wieder das Hohe mit dem Niedrigen, das Heilige mit dem Profanen, das Abstrakte mit jener Substanz, die in der westlichen Tradition als besonders konkret, real und schmutzig gilt. Die Grenzüberschreitung liegt also nicht so sehr in der Verwendung von Scheiße als Werkstoff an sich, sondern darin, dass sie mit bestimmten Ideen, Figuren oder Idealen verbunden wird. Eine Installation, die Exkremente in einer Kloschüssel oder an einer Straßenecke zeigt, dürfte selbst bei einem fanatischen Saubermann wie Giuliani höchstens Naserümpfen oder indigniertes Kopfschütteln hervorrufen. Sobald das tabuisierte Material aber in die Nähe des Hehren, Reinen, Unantastbaren gebracht wird, tritt seine schmutzige, ja kontaminierende Qualität zutage.

Günter Brus verrichtete seinerzeit im Hörsaal I ja nicht nur seine Notdurft – nein, er sang dabei die Bundeshymne. Auch Paul McCarthy verkleckert seine Vorräte an Schokolade, von frühen, minimalistischeren Arbeiten einmal abgesehen, nicht in neutralem Ambiente, sondern lässt in seinem Splatter-Kasperltheater bevorzugt US-amerikanische Mythen und Ikonen auftreten: den Cowboy, Santa Claus, Popeye, Miss Piggy, Michael Jackson. Der McCarthy-Adept Mike Kelley, der vor allem für seine verstörenden, sexuell aufgeladenen Tableaux aus zusammengenähten Kinderpuppen bekannt ist, befleckte entsprechend in seiner Performance *Nostalgic Depiction of the Innocence of Childhood* ganz bewusst den Mythos von der glücklichen, unschuldigen Kindheit und damit zugleich die Vorstellung von der Familie als Herz und Keimzelle der amerikanischen Gesellschaft: Er defäkierte auf ein Plüschtier (Abbildung 15). Gilbert & George schließlich verzichteten in ihren sogenannten *Naked Shit Pictures* zwar auf die Verwendung des

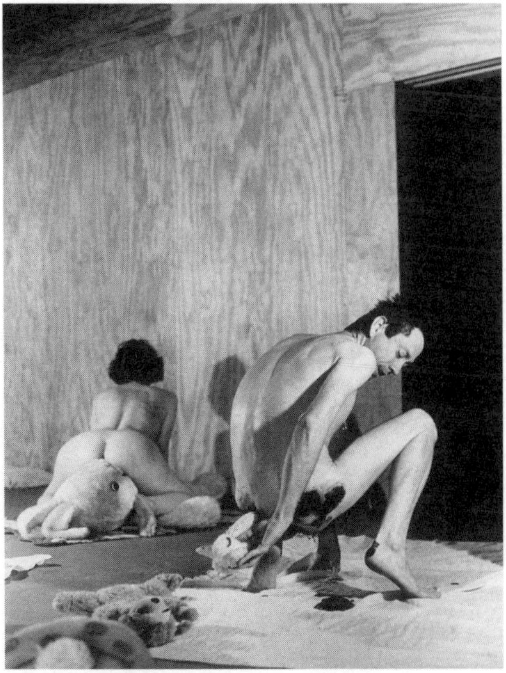

15 Mike Kelley, Nostalgic Depiction of the Innocence of Childhood (1990)

Dings an sich – doch auch die britischen Gentlemen wussten die Ästhetik des Choquanten effektvoll mit religiöser Motivik zu verknüpfen. Auf ihrem Werk *Shitty* aus dem Jahr 1994 posieren sie im Schatten eines übermannshohen Kreuzes: Es besteht aus zwei riesigen, rechtwinklig zusammengefügten Kotstangen (Abbildung 9).

Da Gott und Kot, das Heilige und das Profane sich geradezu magisch anzuziehen scheinen, kann es nicht überraschen, dass Scheiße auch und gerade in der Kunst immer wieder mit jenem Material identifiziert wird, das unserer Kultur am höchsten und heiligsten ist: mit Gold. «Es ist möglich», mutmaßte Sigmund Freud, dessen Theorien zu diesem Thema im vorangegangenen Kapitel bereits

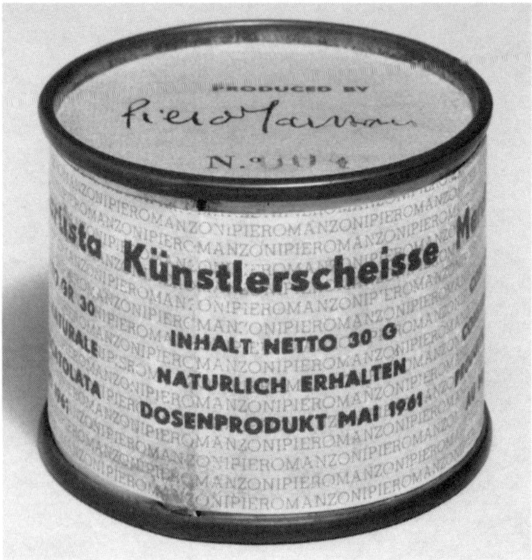

16 Piero Manzoni, Merda d'artista (1961)

ausführlicher zur Sprache gekommen sind, «daß der Gegensatz zwischen dem Wertvollsten, das der Mensch kennengelernt hat, und dem Wertlosesten, das er als Abfall (‹*refuse*›) von sich wirft, zu dieser bedingten Identifizierung von Gold und Kot geführt hat.» Im Unterbewusstsein, meinte entsprechend der mit den einschlägigen psychoanalytischen Theorien innig vertraute Salvador Dalí, seien «Gold und Scheiße ein und dasselbe».

Vermutlich hatte der italienische Konzeptkünstler Piero Manzoni diese Analogie im Sinn, als er sein wohl bekanntestes Werk schuf: *Merda d'artista*, zu Deutsch: ‹Künstlerscheisse› (Abbildung 16). Im Mai des Jahres 1961 füllte er eine streng limitierte und nummerierte Auflage von neunzig Blechdosen mit frischen Exkrementen, verschloss die Dosen fachgerecht, versah sie mit präzisen Inhaltsangaben auf Italienisch, Englisch, Französisch und Deutsch («Inhalt netto 30 g»), einer Seriennummer sowie seiner Unterschrift («hergestellt von Piero Manzoni») und verkaufte seine

Scheiße dann zum Gegenwert des aktuellen Goldpreises. Damit setzte Manzoni eine Idee in die Tat um, die zwanzig Jahre zuvor schon Marcel Duchamp umgetrieben hatte; ja wenn man so will, geht sie bereits auf Paul Cézanne zurück: Als der Maler 1870 von seinem Kollegen Edouard Manet gefragt wurde, was für ein Werk er zum offiziellen Pariser Kunstsalon (der seine Gemälde wiederholt abgelehnt hatte) einreichen werde, soll er geantwortet haben: «Einen Topf voll Scheiße.»

Indem Manzoni sich, ähnlich dem Grimmschen Goldesel, selbst zum Dukatenscheißer machte, demonstrierte er, dass selbst die alltäglichsten Verrichtungen und Produkte zur Kunst erhoben werden können – zumindest, wenn sie aus der Hand oder besser: dem Darm eines Künstlers stammen. Zugleich deckte er damit die Willkürlichkeit auf, mit der ein Material als besonders wertvoll eingestuft wird und ein anderes als wertlos. *«Dirt is matter in the wrong place»*, wie Freud, ein englisches Bonmot zitierend, in diesem Zusammenhang einmal beobachtete: Dreck ist eine Substanz, die sich einfach am falschen Ort befindet. Oder anders gesagt: Scheiße ist eine Frage des Kontexts. Im Klo hinuntergespült ist sie wertlos. Wenn man sie hingegen als Kunstwerk deklariert; wenn man ihre verfügbare Menge, einer marktwirtschaftlichen Logik folgend, künstlich verknappt; und wenn man sie schließlich in einer akzeptablen Form – das heißt hier: in einer geruchsneutralen, undurchsichtigen und geradezu grotesk seriösen Verpackung – zum Verkauf anbietet: dann kann Scheiße, verborgen vor den Augen der Welt wie Schrödingers Katze, sich möglicherweise in Gold verwandeln.

Nicht zuletzt stellte Manzonis Kotverkauf also auch ein Spiel mit den Regeln des Kunstmarkts dar, mit den Erwartungshaltungen einer Sammler- und Käufergemeinde, die nach immer individuelleren und innovativeren Formen künstlerischen Ausdrucks verlangt: Normalerweise gelte ja der Fingerabdruck als einzigartiger Aus- und Abdruck der Persönlichkeit eines Künstlers, schrieb

Manzoni 1961 an einen Freund. «[A]ber man muss sich eingestehen: Wenn die Sammler etwas noch Intimeres und wirklich Persönliches von dem Künstler erwerben wollen, dann ist die Scheiße des Künstlers am besten.»

Tatsächlich wurden alle Dosen mit Manzonis Künstlerkacke, ihrem stolzen Preis und prekären Inhalt zum Trotz, verkauft – und nicht nur das: Sie gewannen sogar an Wert. Mitte der 1980er Jahre erzielte eine Dose *Merda d'artista* bei einer Auktion den Preis von 20 000 Mark; heute sollen die Dosen um die 30 000 Euro wert sein. Der Künstler selbst konnte sich am fiskalischen Erfolg seiner Fäkalien allerdings nicht lange freuen: Er starb im Frühjahr 1963, keine zwei Jahre nach Abfüllung der Künstlerkacke, an einem Herzinfarkt. Die Dosen wurden damit gewissermaßen zu seinen Graburnen – wie Reliquiare bewahren sie die sterblichen Überreste des Künstlers.

Ob den Hinterlassenschaften des Künstlers aus David Foster Wallace' Geschichte ebenso großer Erfolg beschieden sein wird wie jenen von Piero Manzoni, bleibt bis zum Ende der Erzählung ungeklärt. In den vierzig Jahren seit Abfüllung der *Merda d'artista* ist die Vermarktung von Exkrementalkunst – zumindest in Foster Wallace' postmoderner Mediensatire – deutlich komplizierter geworden: Während der Künstler bei der Arbeit ist, muss nun, um die Echtheit seiner Künstlerkacke zu gewährleisten, ein Anwalt im Raum sein. Um das Werk einem breiten Publikum zugänglich zu machen, werden der Ort sowie die Art und Weise der Produktion durch den Boden einer Plexiglastoilette gefilmt. Und bei der Zeitschrift *Style* ist man weiterhin skeptisch, ob dieses Thema wirklich medientauglich ist: «Aber es ist auch Kunst.» – «Aber es ist auch Scheiße.»

Egal, am Ende erweisen sich alle Diskussionen um den künstlerischen Status der Scheiße als leeres Gerede, als Bullshit: Wie bei Manzoni, wie bei Foster Wallace, wie immer hat der Tod das letzte

Wort. Am 10. September 2001 soll die Ausgabe mit der Geschichte über den Mann, der Kunstkacke produziert, erscheinen. Am Morgen danach ist das Redaktionsbüro der Zeitschrift *Style*, das sich bis dato im 16. Stock des World Trade Centers befunden hat, wie Foster Wallace lakonisch vermerkt, «Geschichte». Wenig später tauchten auf den Straßen von Manhattan fliegende Händler auf. Sie verkauften Toilettenpapier mit dem Konterfei von Osama bin Laden.

Die dunkle Seite der Macht

«Von weicher Beschaffenheit / und eigentümlich gewaltlos» sei sie, heißt es in Hans Magnus Enzensbergers Gedicht «Die Scheiße», «von allen Werken des Menschen / vermutlich das friedlichste. Was hat sie uns nur getan?» Natürlich nichts: Die Scheiße verhält sich, zumindest solange keine Band-, Saug- oder Fadenwürmer in ihr herumkriechen, auffallend ruhig. Doch der Mensch wäre nicht der Mensch, wenn er nicht auch für eine solch pazifistische Materie immer wieder Einsatzmöglichkeiten als Waffe und Machtinstrument finden würde.

Der gängigen, im vorangegangenen Kapitel thematisierten Lesart zufolge handelt es sich bei der Scheiße, wenn sie als Waffe verwendet wird, vornehmlich um eine subversive Materie: um ein «Mittel des gewaltlosen Widerstands» (Marielouise Jurreit), das vorzugsweise von Unterdrückten, Ausgegrenzten und Waffenlosen eingesetzt wird, um sich gegen eine vermeintliche oder tatsächliche Übermacht zur Wehr zu setzen. Bereits in der antiken Literatur und Kunst wurden Exkremente gerade gegen übermenschliche, als unbesiegbar geltende Heroen als Wurfgeschosse verwendet. In dem fragmentarisch erhaltenen Satyrspiel *Der Knochensammler* von Aischylos wird dem listenreichen Odysseus ein gefüllter Nachttopf an den Kopf geworfen; auf diversen antiken Vasendarstellungen wird ebenjenes Gefäß über dem schlafenden Helden Herakles ausgeleert. Im Mittelalter gehörte das Kotwerfen zum festen Bestandteil des Narrentags und des Charivari-Rituals, jener der Zeit und Weltordnung enthobenen fünften Jahreszeit also, in der geistliche und weltliche Autoritäten ausnahmsweise karikiert und in den Schmutz gezogen werden durften. Und in dem Kinderbuch *Vom kleinen Maulwurf, der wissen wollte, wer ihm auf den Kopf gemacht hat* ruht der Titelheld nicht eher, als bis er es dem tumben Metzgershund Hans-Heinerich mit gleicher Münze heimgezahlt und ein Würstchen auf dessen Haupt platziert hat (Abbildung 17). Rache ist Kotwurst.

Die erniedrigende Bedeutung solcher Gesten ist evident und dürfte fast universale Gültigkeit haben. Der Betroffene wird durch sie einerseits tatsächlich beschmutzt und dadurch, zumindest vorübergehend, sozial ausgegrenzt: Fast niemand hält sich gern in der Umgebung eines Menschen auf, der nach Scheiße riecht. Zugleich degradiert der Kotwerfer den dergestalt Beschmutzten aber auch symbolisch zu einem Teil seines Verdauungssystems, seiner Exkremente – ja wenn man so will, zum niedrigsten Abjekt seines Körpers. Der mit Kot Beworfene geht in den Fäkalien des anderen auf, er wird zu einem extrapolierten Teil von dessen Leib. Der Kotwerfer verleibt ihn sich mit einer einzigen, widersprüchlichen Geste ein und stößt ihn gleichzeitig von sich ab. Der Beschmutzte befindet sich dadurch gewissermaßen in einem symbolischen Zwischenreich, in einem Zustand der doppelten Negativität: Er ist nicht mehr er selbst – er ist aber auch nicht jemand anderes. Er ist das, was der andere ausgeschieden hat, ein Fremdkörper in dessen Scheiße.

In eine ähnliche Richtung wie das Mit-Kot-Bewerfen weist die Beteuerung, man werde sich mit etwas (einem unerquicklichen Schreiben, einem unvorteilhaften Vertrag, dem Bild eines ungeliebten Menschen) ‹den Hintern abwischen›. Hier wird der verhasste Gegner (also der Vertragspartner, der Gerichtsvollzieher, der Ex-Partner) zwar nicht tatsächlich mit Scheiße beworfen, aber doch immerhin in effigie beschmutzt: Das Papier, auf dem seine Gedanken, Worte oder sein Abbild prangen, ist gerade gut genug, um als Arschwisch zu dienen. Das mit dem Antlitz des al-Quaida-

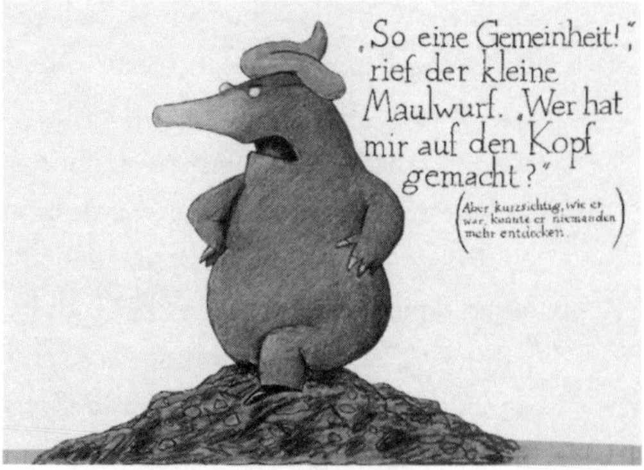

17 Werner Holzwarth und Wolf Erlbruch, Der kleine Maulwurf sinnt auf Rache

Oberhaupts Osama bin Laden bedruckte Toilettenpapier stellt sozusagen die institutionalisierte und industrialisierte Ausprägung dieser Beleidigungsformel dar, den abwertenden Arschwisch im Zeitalter seiner technischen Reproduzierbarkeit. Um den Verwendungszweck des Papiers auch dem begriffsstutzigsten Käufer deutlich zu machen und die demütigende Geste humoristisch aufzupeppen, wurden die Abbildungen zudem mit mäßig originellen bis rassistischen Wortspielen versehen, etwa *Wipe out terrorism*, also ‹Den Terrorismus wegwischen› beziehungsweise ‹auslöschen›, oder *Get rid of your shiite:* ‹Weg mit der Scheiße› beziehungsweise ‹Weg mit dem Schiiten›.

Allerdings spricht aus dem Verkauf dieser Klopapierrollen, neben Rage und Profitgier, auch eine große Hilflosigkeit. Denn wenn die Amerikaner den islamistischen Terrorismus, etwa durch die massiven Bombenabwürfe über Osama bin Ladens Bergfestung Tora-Bora im Dezember 2001, tatsächlich erfolgreich ‹ausgelöscht› hätten, müssten sie nicht das Abbild des Terroristenführers mit Scheiße bewerfen. Wer auf eine solch gleichermaßen archaische wie symbolische Form der Verhöhnung zurückgreifen muss, zeigt, dass er keine anderen Machtmittel zur Hand hat, oder dass seine anderen Waffensysteme versagt haben. Im Prinzip handelt es sich bei dieser degradierenden Geste, aller vorgeblichen humorvollen Lässigkeit und kulturchauvinistischen Arroganz zum Trotz, um einen Ausdruck vollkommener Ohnmacht.

Wie schon die bloße Verwendung des Wortes ‹Scheiße› einen Ausdruck der Hilflosigkeit darstellen kann. So bezeichnete der amerikanische Nuklearphysiker J. Robert Oppenheimer, der sogenannte Vater der Atombombe, sein missratenes Geisteskind ausdrücklich als *shit*: «Die Atombombe ist Scheiße», soll er seinem Kollegen Leo Szilard zufolge rückblickend gesagt haben: «Diese Waffe hat keine militärische Bedeutung.» (Ähnlich bezeichnet der deutsche Altkanzler Helmut Schmidt den Zweiten Weltkrieg in Interviews und Gesprächen gewohnheitsmäßig als «große Scheiße» oder «die ganze Scheiße des Krieges».) Man kann diese Äußerung natürlich einerseits als Statement über den fragwürdigen strategischen Nutzen einer Massenvernichtungswaffe interpretieren. Andererseits spricht aus ihr aber auch die bittere Einsicht, dass sprachliche Zeichen nie an die Übermacht der Wirklichkeit heranzureichen vermögen, dass sie immer wieder an der Hülle der Realität abprallen – vor allem, wenn die Realität so unsäglich ist wie eine Wasserstoffbombe. «Er wollte sagen, etwas, das sich der Benennung entzieht, erhält automatisch den Status von Scheiße», schreibt der amerikanische Schriftsteller Don DeLillo in seinem Roman *Unterwelt:* «Man kann es nicht benennen. Es ist zu groß oder böse oder außerhalb unserer Erfahrung.» Wenn wir jemandem oder etwas hilflos gegenüberstehen, sei es einem dem militärischen Zugriff entzogenen Feind oder einem dem sprachlichen Zugriff entzogenen Sachverhalt, dann greifen wir nicht selten zur Scheiße.

Ist der exkrementale Angriff dauerhaft unmöglich, ja bleibt nur noch die eigene Person, gegen die man seine Aggressionen wenden kann, so besteht eine andere, noch weitaus ohnmächtigere Form des Widerstands darin, sich und seine Wohnstatt mit den eigenen Fäkalien zu verunreinigen, sein eigenes Nest zu beschmutzen. Als

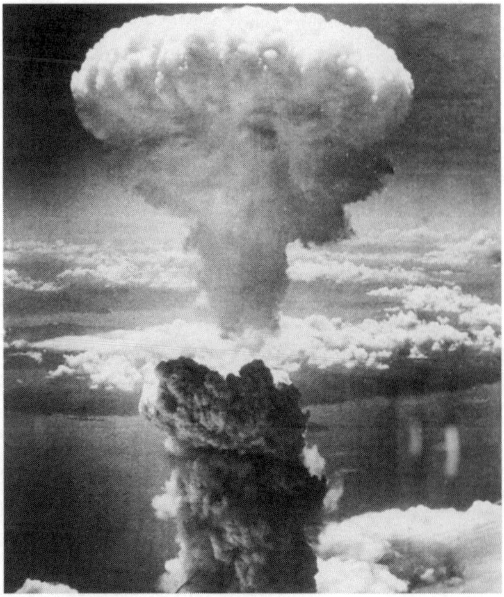

18 «The atomic bomb is shit» – Nagasaki, 9. August 1945

im Sommer 1978 circa dreihundert Gefangene im nordirischen Maze-Gefängnis gegen die von ihnen als erniedrigend empfundenen Haftbedingungen aufbegehrten, verlegten sie sich in ihrer Verzweiflung auf eine Strategie, die als *dirty protest* in die unrühmlichen Annalen der britisch-irischen Geschichte eingehen sollte: Sie hörten auf sich zu waschen; sie weigerten sich, die Toiletten zu benutzen oder ihre Zellen zur Reinigung durch das Gefängnispersonal zu verlassen; sie verschmierten ihren Kot auf den Zellenwänden. «Man würde kaum ein Tier unter solchen Bedingungen leben lassen, geschweige denn einen Menschen», berichtete der römisch-katholische Erzbischof von Armagh, Tomas O'Fiaich, nach einem Besuch in dem Gefängnis. «Reste von verdorbenem Essen lagen herum, menschliche Exkremente waren über die Wände verspritzt. Der Gestank und der Dreck in manchen Zellen war beinahe nicht zu ertragen.»

Indem sie sich den basalsten zivilisatorischen Standards verweigerten, machten die Gefangenen nicht bloß Besuchern und Wärtern den Aufenthalt in ihrer Nähe unerträglich – sie demonstrierten ihrer Umgebung dadurch auch auf sicht- und riechbare Weise, dass sie ihre Haftbedingungen als unmenschlich empfanden. Ähnlich dem Kafkaschen Gregor Samsa, der sich vor seiner Umwelt hinter den Panzer eines Mistkäfers zurückzieht, ließen sie die ihnen von der Gesellschaft zugewiesene Rolle zu manifester Realität werden: Sie verwandelten sich gewissermaßen in Tiere.

Wie wir am Beispiel des Aktionskünstlers Günter Brus gesehen haben, gehören solche bewussten Verstöße gegen Anstands-, Scham- und Hygienevorschriften zu den geradezu klassisch zu nennenden antiautoritären Gesten. So lässt sich bereits die ausgeprägte Vorliebe für Fäkalwörter bei Wolfgang Amadeus Mozart und seinen Zeitgenossen («ietzt wünsch ich eine gute nacht, scheissen sie ins beet daß es kracht», schrieb der Komponist einst seiner geliebten Kusine) als Ausdruck bürgerlichen Aufbegehrens gegen die vornehm-verkrustete Sprache des österreichischen Hofes verstehen. «Die Geläufigkeit ihrer Verwendung belegt, daß sich gerade in der sprachlichen Prägung des Fäkalen eine gegen die feudalen Formen gerichtete Vergesellschaftung vollziehen konnte», schreibt Juliane Vogel in einem Kommentar zu Mozarts berüchtigt expliziten Bäsle-Briefen: «Die formbewußte Informalität der Mozart-Briefe rebelliert […] gegen die Herrschaft feudaler Sprachen.»

Doch auch nachdem die feudalen Strukturen abgeschafft waren, verlor die Fäkalsprache bekanntlich nicht an Provokationspotential: Sie wurde nun zu einer bevorzugten Waffe der Bohème gegen die als vornehm-verkrustet empfundenen Werte und Schamgefühle des Bürgertums: «Kack in die Stiefel, piß aus dem Fenster, schrei Scheiße, laß den Dünnpfiff wässrig sein und die Fürze eisern», riet der bourgeoisophobe Schriftsteller Gustave Flaubert seinem Freund Ernest Chevalier 1842 in einem Brief. Und Ödön von Horváth ließ ein knappes Jahrhundert später, in seinem Roman *36 Stunden*, die Gäste einer Schwabinger Künstlerkneipe singend beteuern, dass sie, zumindest im Suff, gern alle Grenzen des bürgerlichen Anstands hinter sich ließen:

Wir wollen uns mit Kognak berauschen
Wir wollen unsere Weiber vertauschen
Wir wollen uns mit Scheiße beschmieren
Wir wollen überhaupt ein freies Leben führen!

Käme der Konsum psychoaktiver Substanzen dazu, könnte die Szene anstatt aus dem Jahr 1929 ebenso gut aus dem Jahr 1969 stammen.

Tatsächlich wurde denn auch in den notorisch antiautoritären 1960er Jahren das Foto eines Kackenden zur Ikone der Gegenkultur: Es zeigt den Musiker Frank Zappa nackt, den Betrachter herausfordernd anblickend, mit heruntergelassenen Hosen auf einem Klo sitzend (Abbildung 19). Die Tatsache, dass das Motiv in einen altbacken-bürgerlichen Jugendstilrahmen eingefasst ist, lässt die subversive Ironie des Bildes umso deutlicher hervortreten: Dies ist eben gerade *nicht* das typische Foto des Sohns oder Schwiegersohns, das man sich stolz zu Hause auf den Kaminsims stellt – sondern eher die Art von Foto, das sich die missratenen Kinder in ihrem Studentenzimmer, ihrer WG-Küche und ja, vermutlich auch in der Toilette an die Wand hängen. Frank Zappa ist hier ganz der coole, alternative Anti-Papa, der, wenn er aufs Klo geht, schon aus politischen Gründen die Tür unverschlossen lässt.

In gewisser Weise parodierte Zappa mit dieser öffentlichen Zurschaustellung seines Verdauungsvorgangs aber auch, bewusst oder unbewusst, das nach heutigen Maßstäben im Wortsinne schamlose Verhalten absolutistischer Herrscher. «In der stratifikatorischen Gesellschaft alten Typs bezog sich jede Distinktion, die hygienische inbegriffen, auf das System der Statusunterschiede», schreibt

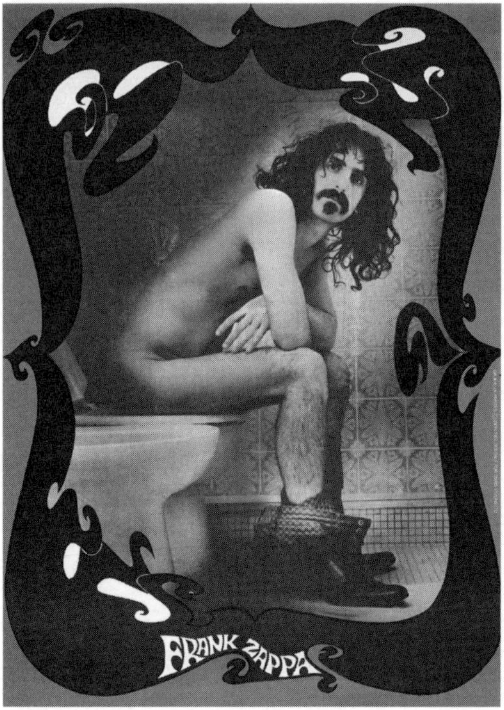

19 Robert Davidson, Frank Zappa (1967)

der Literaturwissenschaftler Albrecht Koschorke. «So war es möglich, daß am absolutistischen Hof die intimsten Körperverrichtungen des Souveräns in der Form eines öffentlichen Zeremoniells vor sich gingen.» Von Ludwig XIV. ist bekannt, dass er sich allmonatlich im Beisein seines Hofstaats eine Darmspülung verabreichen ließ. Von seinem ältesten Sohn, dem Dauphin, berichtete Ludwigs Schwägerin Liselotte von der Pfalz, er habe es «gern, daß man ihm auf dem Kackstuhl» seine Aufwartung machte. Ein venezianischer Gesandter am französischen Hofe schließlich soll, wenn er offiziellen Besuch bekam, sogar eigens aus diesem Anlass auf dem Klostuhl Platz genommen haben. Ein solches Verhalten war allerdings ein Privileg der Mächtigen – Rangniedere mussten ihren Körper in

Gegenwart von Höhergestellten perfekt unter Kontrolle haben. Indem Frank Zappa dreihundert Jahre später, als einfacher Bürger, dieselbe Pose einnahm wie einst die absolutistischen Herrscher, stellte er diese Asymmetrie der Intimität auf den Kopf: Er rebellierte mit den Waffen des vorbürgerlichen Zeitalters gegen die herrschenden bürgerlichen Schamvorschriften.

Offenbar traute man Zappa aufgrund solcher fäkaler Provokationen einiges zu: So hielt sich lange das Gerücht, dass der Musiker während eines Konzerts auf die Bühne defäkiert und im Anschluss seine eigenen Exkremente gegessen habe; manchmal ist gar von einem Exkrementewettessen gegen den Heavy-Metal-Musiker und Horror-Clown Alice Cooper die Rede. Diese Gerüchte entbehren nach Aussage von Frank Zappa jedoch jeglicher Grundlage: «Um es ein für alle Mal klarzustellen, Leute: Ich habe nie auf irgendeine Bühne geschissen. Und das einzige Mal, dass ich jemals so etwas wie Scheiße gegessen habe, war 1973 am Frühstücksbuffet eines Holiday-Inn-Hotels in Fayetteville, North Carolina.»

Warum aber fällt gerade der Scheiße beziehungsweise dem Scheißen immer wieder eine solch subversive Rolle zu? Warum werden gerade die menschlichen Fäkalien immer wieder als – tatsächliche oder symbolische – Waffe gegen Autoritätsfiguren und vorzugsweise solche der Elterngeneration eingesetzt? Möglicherweise liegt dies daran, dass die Auseinandersetzung mit der Scheiße vom Beginn unseres Lebens an einen Kampf um *Macht* darstellt.

Zunächst einmal, im frühesten Kindesalter, ist sie ein ganz persönlicher Kampf gegen einen ‹inneren Feind›: einen Gegner, der lange Zeit unsichtbar im Körper verborgen bleibt, der einem unerklärliche innere Schmerzen zufügen und einen durch sein plötzliches Auf- beziehungsweise Austreten beschämen kann. Indem das Kind lernt, seinen Schließmuskel zu kontrollieren, erlangt es die Herrschaft über seinen Körper und dessen Grenzen. «Hier kann das Kind […] gefahrlos und unbefangen eine erste Souveränität dem eigenen Leib gegenüber erwerben», schreibt der Philosoph Hermann Schmitz. «Indem es am analen Musterfall das Gefüge von Spannung und Schwellung spielerisch zu beherrschen lernt, gewinnt es die Möglichkeit, sein Selbst über seinen Leib zu erheben.» Indem es ihm gelingt, den Willen seines Kopfes, zumindest zeitweilig, gegen die Bedürfnisse seines Hinterns durchzusetzen, wird es zum Oberhaupt seines eigenen kleinen Gesellschaftskörpers.

Darüber hinaus stellt bereits der Vorgang des Verzehrs und der Verdauung eine Art symbolischen Machtkampf dar, im Zuge dessen der Esser seine Autorität gegenüber dem Gegessenen demonstriert. «Man neigt dazu, nur die tausendfachen Späße der Macht zu sehen, die sich oberirdisch abspielen», schreibt Elias Canetti, «aber sie sind ihr kleinster Teil. Darunter wird tagaus, tagein verdaut und weiterverdaut. Etwas Fremdes wird ergriffen, zerkleinert, einverleibt und einem selber von innen her angeglichen [...]. Der Kot, der von allem übrig bleibt, [...] ist das uralte Siegel jenes Machtprozesses der Verdauung, der sich im Verborgenen abspielt und ohne dieses Siegel verborgen *bliebe.*»

Nicht zuletzt werden in der analen Phase der frühkindlichen Entwicklung über den Umgang mit den Ausscheidungen aber auch ganz wesentlich die Machtverhältnisse zwischen den Eltern und dem Kind ausgehandelt: Indem die Eltern versuchen, ihr Kind zu (körperlicher und sprachlicher) Sauberkeit zu erziehen, zeigen sie ihm die Grenzen seiner Umwelt auf und demonstrieren ihre elterliche Autorität. Indem das Kind diese Grenzen anerkennt oder überschreitet, erkennt es jedoch auch seine eigene Macht und begreift sich damit selbst als autonomes Wesen: «Der erste Einfluß, den das Kind auf seine Umwelt ausübt, erfolgt [...] durch Regulation seines Stuhlgangs», schreibt der Psychoanalytiker Ernest Borneman. «Das Kind entdeckt: Wenn ich prompt mein Geschäft mache, sobald die Mutter mich auf den Topf setzt, kann ich sie zufriedenstellen [...]. Wenn ich ihr aber trotze und entweder ins

Bett mache oder mich weigere, mein Geschäft zu verrichten, […] kann ich sie zum Ärger provozieren. Ich kann also mit diesem großen Wesen, von dem ich bisher abhängig war, machen, was ich will.» Die anale Phase stellt mithin einen wichtigen Schritt in der Entwicklung des Kindes zu einem autonomen Subjekt dar. In der Verfügungsgewalt über seine Scheiße äußert sich der freie Wille des Menschen – sowohl seinem eigenen Körper als auch seiner Umwelt gegenüber.

Allerdings kann dieser freie Wille bekanntlich gebrochen oder in seiner Entfaltung gehindert werden. Krankheiten wie Dysenterie oder Typhus können dem Menschen die Herrschaft über seine Ausscheidungsprozesse entziehen; Soldaten, Gefängniswärter oder die Handlanger totalitärer Regime können ihn gewaltsam beschmutzen, ihm die Möglichkeit zur selbstbestimmten, menschenwürdigen Defäkation vorenthalten oder ihn gar, in besonders drastischen Fällen, zum Verzehr eigener oder fremder Ausscheidungen zwingen.

So schlug schon der spätmittelalterliche Erfinder Conrad Kyeser in seinem Kriegskunstmanual *Bellifortis* vor, bei der Belagerung feindlicher Festungen «mit altem stinkendem Mist» gefüllte Holzfässer als Wurfgeschosse einzusetzen, um den Gegner physisch und moralisch in die Knie zu zwingen: «Du wirst sie schießen, wohin Du willst, so werden die Bewohner geschwächt werden / Und der Ort wird verschmiert, Handel und Wandel werden vernichtet.» Im *abenteuerlichen Simplicissimus* lesen wir, wie Menschen während des Dreißigjährigen Krieges, um sie gefügig zu machen, zum Trinken von «Mistlachenwasser» gezwungen wurden. Und 300 Jahre später zeigte der italienische Regisseur Pier Paolo Pasolini in seinem Film *Die 120 Tage von Sodom*, in dem Abschnitt namens *Girone della Merda* (‹Höllenkreis der Scheiße›), wie Vertreter der faschistischen Republik von Salò in den letzten Tagen des Zweiten Weltkriegs ihre Lustsklaven dazu nötigen, ihre Exkremente zu essen. Andere Speisen müssen besonders hastig verzehrt werden, um einen zum Verzehr geeigneten festen Stuhl hervorzubringen: Der gesamte Metabolismus der versklavten Knaben und Mädchen ist in diesem modernen Inferno also dem Diktat der Koprophagie unterworfen. In der Kontrolle über den Verdauungsapparat und die Ekelschwellen ihrer Gefangenen äußert sich die absolute Herrschaft und Willkür der faschistischen Libertins.

Schon an diesen wenigen Beispielen zeigt sich, dass Kot keineswegs nur eine Waffe der Machtlosen ist – auch die Herrschenden wissen sich seiner als Mittel zur Entmenschlichung, Demütigung und Unterwerfung sozial Tiefergestellter oder militärisch Unterlegener zu bedienen. Ja möglicherweise ist die Scheiße sogar zum Ge- und Missbrauch durch die Mächtigen geradezu prädestiniert. Bildhaft gesprochen: Während die Machtlosen und sozial Niedriggestellten die Scheiße ergreifen, sie nach oben werfen und sich dabei die Hände schmutzig machen müssen, benötigen die Machtinhaber, um die Menschen zu ihren Füßen zu beschmutzen, allenfalls die Energie, um ihre Hose herunterzuziehen und den Haufen aus ihrem Hintern fallenzulassen. Die Schwerkraft ist auf ihrer Seite. «Jeder Träger von Schmutz sei mächtig», schreibt Christian Enzensberger, der Bruder des eingangs zitierten Hans Magnus, in seinem *Größeren Versuch über den Schmutz*, «und jeder Inhaber von Macht verwende den Schmutz zu seiner Herrschaft. Wer den anderen beschmutzen könne, [...] sei der Boß.»

Auf besonders perfide und grausame Weise wussten sich die Leiter und Wachmannschaften der nationalsozialistischen Konzentrationslager solche Strategien der fäkalen Beschmutzung zunutze zu machen. So waren die KZ-Insassen, wie Terrence Des Pres in seinem Buch *Der Überlebende* berichtet, einem ständigen «Angriff mit Exkrementen» ausgesetzt. Das begann schon in den Zügen, mit denen die Häftlinge in die Konzentrationslager transportiert wurden: In den Viehwaggons gab es keine Latrinen, die Transporte konnten mehrere Tage dauern. In den Konzentrationslagern selber gab es zwar Massenaborte, doch war deren Größe in der Regel nicht annähernd ausreichend für die Anzahl der Gefangenen, und die Zeiten für ihren Besuch waren streng reglementiert: «Es gab eine Latrine für dreißig- bis zweiunddreißigtausend Frauen», berichtet etwa eine Überlebende aus dem Konzentrationslager Bergen-Belsen, «und wir durften sie nur zu bestimmten Tageszeiten benutzen. Wir standen Schlange, um in dieses winzige Haus zu kommen, knietief in menschlichen Exkrementen. Da wir alle Durchfall hatten, konnten wir es oft nicht mehr halten, bis wir an der Reihe waren.»

Weil es kein Toilettenpapier gab, mussten Gefangene Teile ihrer Kleidung verwenden, um sich den Hintern zu putzen. Viele benutzten nachts die eigenen Suppenschüsseln als Nachttöpfe, aus Angst, auf dem Weg zur Latrine von der SS erschossen zu werden. Im Lager Birkenau warfen die Bewacher das Essgeschirr der Gefangenen in die Latrinen und ließen die Gefangenen sie wieder herausfischen, bevor das Essen darin serviert wurde. Auch auf den sogenannten Todesmärschen, welche die Überlebenden der Konzentrationslager in der letzten Phase des Krieges antreten mussten, setzten sich diese exkrementellen Demütigungen fort – wer stehenblieb, um sich zu erleichtern, riskierte, erschossen zu werden. «Urin und Kot liefen die Beine der Gefangenen hinunter», berichtet ein Überlebender. «Nachts froren die Exkremente an und hörten so auf zu stinken. Wir waren keine menschlichen Wesen im herkömmlichen Sinne mehr. Nicht einmal Tiere, nur verrottende Körper auf zwei Beinen.»

Diese Herabwürdigungen entsprangen nun keineswegs bloß einer sadistischen Neigung der Wachmannschaften, sondern geschahen durchaus absichtsvoll. Zum einen sollten sie in den Gefangenen Ekel und Abscheu vor sich selbst hervorrufen: Sie sollten ihre Selbstachtung brechen und dadurch etwaige Solidaritätsgefühle zwischen den Lagerinsassen im Keim, ja im Dreck ersticken.

«Wie viel Respekt kann man für sich und den anderen aufbringen, wenn beide stinken und mit Schmutz und Fäkalien besudelt sind?», fragt Terrence Des Pres. Zum anderen sollte die systematische Beschmutzung der Gefangenen auch die Tötungshemmung der Aufseher herabsetzen: «Die Abwertung ihrer Opfer erleichterte der SS ihren tödlichen Job. [...] Es nahm dem Morden etwas von seinem Schrecken, wenn die Opfer minderwertig und weniger wie Menschen aussahen.» Indem die Gefangenen der Kontrolle über ihre körperliche Hygiene und ihren Stuhlgang beraubt wurden, verloren sie, zumindest in den Augen der SS-Aufseher, zumindest für die Dauer der Beschmutzung, ihre menschliche Würde.

Auschwitz-Birkenau, der größte Konzentrationslagerkomplex des nationalsozialistischen Regimes, in dem über eine Million Menschen ermordet wurden, wurde von Nationalsozialisten wie dem SS-Obersturmführer und KZ-Arzt Heinz Thilo offenbar bisweilen als *anus mundi* bezeichnet, also als ‹Arsch der Welt›. (Der Überlebende Wiesław Kielar verwendete die Formulierung 1972 als Titel für seine Erinnerungen an seine fünfjährige Haftzeit in Auschwitz-Birkenau). Zum einen degradiert diese lateinische Umschreibung den Schrecken der Lager gewissermaßen zu einem schlechten Scherz: Etwas vermeintlich Drastisches zu sagen und es dabei besserwisserisch hinter einem altsprachlichen Mäntelchen zu verbergen, es also in unangemessen hohem Stil zu formulieren, gehört zu den Grundstrategien des Pennälerhumors.

Zum anderen lässt die lateinische Wendung die Urheber der Greueltaten, welche in den nationalsozialistischen Lagern begangen wurden, in einem besonders grellen, schrecklichen Licht erscheinen: Hier waren nicht nur tumbe Schlächterburschen am Werk, sondern auch promovierte Akademiker, Menschen mit humanistischer Bildung. Tatsächlich hegten die Nationalsozialisten, wie Victor Klemperer in seinen Notizen zur *Sprache des Dritten*

Reiches feststellte, eine ganz besondere «Vorliebe zum tönenden Fremdwort», zum affektierten sprachlichen Register. Inmitten des Mordens, Sterbens und der unmenschlichen Lebensbedingungen in den Konzentrationslagern machten sie sich noch die Mühe, eine gepflegte lateinische Umschreibung für den Hintern zu finden.

Nicht zuletzt spricht aus der euphemistischen Umschreibung von Auschwitz-Birkenau als *anus mundi* aber auch ein – im Wortsinne – vernichtendes Urteil über die dort inhaftierten Menschen. Wer sich am Arsch der Welt befindet, der ist am denkbar tiefsten Punkt der menschlichen Gesellschaft angelangt: Er ist ganz unten, am Ende, dort, wo man vom Körper ausgeschieden und/oder von seinem Gewicht zermalmt wird. Es ist in diesem Zusammenhang bezeichnend, dass gerade die Nationalsozialisten die von ihnen beschworene Gesellschaftsform immer wieder in Begriffen der leiblichen Gesundheit und Integrität fassten: Der ‹Volkskörper› war demzufolge von ‹Schädlingen› befallen oder wurde von ‹Parasiten› ausgesaugt; durch seine ‹Organe› strömte dasselbe ‹Blut›; er sollte ‹judenrein› werden, und nur strikte ‹Rassenhygiene› konnte ihm zur Gesundung verhelfen. All diesen Metaphern liegt die Vorstellung vom NS-Staat als einer geschlossenen, homogenen Gemeinschaft zugrunde, die von einem einzigen Willen gelenkt wird und welche, einem Einzelwesen gleich, geeint in dieselbe Richtung marschiert. Die Sprache des Dritten Reichs, schreibt Victor Klemperer, war «ganz darauf ausgerichtet, den einzelnen um sein individuelles Wesen zu bringen». Sie sollte ihn zum Teil eines größeren, mächtigeren Organismus machen.

Allerdings ist dieses Konzept, auch wenn es während der NS-Zeit besonders ausgeprägt gewesen sein mag, keine Erfindung des Nationalsozialismus und nicht auf diesen beschränkt. Wie die Sozialanthropologin Mary Douglas gezeigt hat, beeinflusst unsere Wahrnehmung des physischen Körpers nämlich stets unsere Wahrnehmung des sozialen Körpers – umgekehrt prägen unsere gesellschaftlichen Vorstellungen maßgeblich unser Verständnis vom Körper als kleiner Gesellschaft, als einem sozialen Mikrokosmos. «[D]er menschliche Körper», schreibt Douglas in *Ritual, Tabu und Körpersymbolik,* werde «immer und in jedem Fall als Abbild der Gesellschaft aufgefasst [...]. Das Verhältnis zwischen Kopf und Füßen, zwischen Gehirn und Sexualorganen, zwischen Mund und After wird meist so behandelt, daß in ihm die relevanten Abstufungen der sozialen Hierarchie zum Ausdruck kommen.» Mit anderen Worten: Jeder Gesellschaftskörper trägt an seiner Spitze einen Kopf: Länder haben ein Staatsoberhaupt, Unternehmen einen Chef – ein Wort, das auf den lateinischen Ausdruck *caput,* ‹Kopf› zurückgeht –, und Bauarbeiter folgen den Anweisungen ihres Kapo. Daneben beziehungsweise darunter verfügen die meisten Gesellschaftskörper aber auch über einen Anus: Hier sind jene Mitglieder der Gesellschaft verortet, die sozial, salopp gesagt, am Arsch sind. Und gerade diesem Bereich gilt, da er diverse Pforten zwischen innen und außen bereitstellt, das besondere Augenmerk der Gesellschaft: «Das Interesse an den Körperöffnungen», schreibt Mary Douglas, «ist eng mit dem Interesse an sozialen Ein- und Austrittsvorkehrungen, Flucht- und Zugangswegen gekoppelt.»

Auf besonders anschauliche Weise äußert sich diese Überlagerung von politischem und physischem Körper in dem halluzinatorisch anmutenden Werk des amerikanischen Beat-Schriftstellers William Burroughs. Die Junkies, Freaks und Gesetzesbrecher, die seine Romane bevölkern, halten sich nämlich einerseits vorzugsweise in politischen Körperschaften mit verkümmerten Köpfen und schlecht kontrollierten Flucht- und Zugangswegen auf: etwa in der nordafrikanischen Stadt Tanger, die bis 1956 eine internationale Zone und als solche ein beliebter Anlaufpunkt für Schmuggler, Aussteiger und Außenseiter war, oder in der fiktiven, dem historischen Tanger nachempfundenen ‹Interzone›. Andererseits verfügen die Körper dieser anarchischen Figuren aber auch oft über eine groteske Anzahl an Ein- und Austrittsvorkehrungen, welche sich jeglicher hierarchischen Körperlogik und Kontrolle widersetzen.

«Hier haben wir ein Geschlecht, das ungehindert durch die Zensur geht, für das sich keine Behörde zuständig fühlt», doziert etwa der psychopathische Dr. Benway über die Bewohner von Interzone in dem Romanmonstrum *Naked Lunch:* «Einige bestehen ausschließlich aus penisartig erigiertem Gewebe, bei anderen liegen die Eingeweide praktisch offen, [...] ein Durcheinander von Mündern und Arschlöchern, alle menschlichen Körperteile durcheinandergeschüttelt und nach dem Zufallsprinzip zusammengewachsen.» Daneben gibt es Menschen mit proteischen Leibern, deren Grenzen sich unablässig verändern und damit jeglicher Kontrollmöglichkeit entziehen, «Darmausgänge öffnen, entleeren und schließen sich wieder ... innerhalb von Sekundenbruchteilen passt der gesamte Organismus sich an, ändert ständig Farbe und Konsistenz». Und schließlich gibt es noch die bezaubernde Spare-Ass Annie, eine Frau, die dort, wo bei hellsichtigen Yogis das dritte Auge sitzt, über einen zusätzlichen Darmausgang verfügt: «Sie hatte ein Reserve-Arschloch in der Mitte ihrer Stirn, wie ein unheilvolles bronzefarbenes Auge.» Wo keine staatliche Kontrolle mehr greift, wo gesellschaftliche Formationen hin und her geschoben werden können wie die Organe auf dem Operationstisch eines verrückten Professors – dort, so legen Burroughs' moderne Fabelwesen nahe, steht auch die Körperordnung kopf. Wo Anarchie herrscht, spielt auch die Anatomie verrückt; dort gibt es nur noch eine gleichermaßen hemmungs- wie grenzenlose Anarchtomie.

Diese Erfahrung muss, auf sehr viel realistischere Art und Weise, auch der an Parkinson und Altersdemenz leidende Rentner Alfred Lambert in Jonathan Franzens Roman *Die Korrekturen* machen. Alfred ist eigentlich der Inbegriff des anal-retentiven Typus: pedantisch, ordnungsfixiert, herrschsüchtig, sparsam – der klassische *pater familias* aus einer Kleinstadt im Mittleren Westen der USA. Mit dem Alter sowie aufgrund seiner Erkrankung entgleitet ihm jedoch zunehmend die Kontrolle über sich selbst und seine Umwelt. Der Schmutz, den er sein Leben lang mühsam unter Verschluss gehalten hat, drängt plötzlich mit Macht nach draußen: Die Scheiße schlägt zurück.

Alles beginnt mit einer Beschimpfung, passenderweise mit einem Analinvektiv. Alfred macht mit seiner Frau eine Reise auf einem skandinavischen Kreuzfahrtschiff, als er mitten in der Nacht aus dem Dunkel der Kabine ein Flüstern hört. «He, Arschloch!», wispert eine Stimme und reduziert Alfred damit auf jenes Körperteil, das ihm seit einiger Zeit besondere Sorgen macht; vorsichtshalber trägt er eine Erwachsenenwindel. Zunächst glaubt der schlaftrunkene Patriarch, die Stimme gehöre zu einer Maus. Doch dann erkennt er entsetzt seinen ungebetenen Besucher: «Zuerst sah er die eingesackten Konturen, dann stieg ihm ein Hauch von bakteriellem Verfall in die Nase. Das war keine Maus. Das war der Scheißhaufen.»

Dieser sprechende Scheißhaufen ist, wie sich schnell herausstellt, nicht nur eine Ausgeburt von Alfreds krisengeschütteltem Kopf, sondern auch ein geradezu mythisches Wesen: Er ist Alfreds Nemesis, seine ganz private Rachegöttin, eine kackbraune Erinnye, die den alten Mann mit all jenen unterdrückten Macht- und Kontrollphantasien konfrontiert, die er zeitlebens, zumindest weitgehend, in seinem Innersten zurückgehalten hat. Als der glitschige Haufen sich seinen Anweisungen frech widersetzt und einfach am Bein seiner Pyjamahose hochläuft, gewinnt Alfred die Überzeugung, dass es sich bei dem stinkenden Wesen um einen Strafgefangenen handeln müsse, um «ein Stück menschlichen Abfalls, das ins Gefängnis gehörte». Auch in Alfreds halluzinatorischer Fäkalphantasie überkreuzen sich also Gesellschafts- und physischer Körper – wo eigentlich Körperbeherrschung gefragt wäre, ruft der anal-retentive Saubermann nach gesellschaftlichen Strafsanktionen. Und als Alfred diese Meinung laut kundtut und seinem Widersacher mitteilt, dieser gehöre «hinter Schloss und Riegel», antwortet der Scheißhaufen – und durch ihn, wie wir vermuten dürfen, Alfreds Unbewusstes – mit einer Litanei von sozialen und ethnischen Gruppen, die Alfred wohl ebenfalls gern aus dem Gesellschaftskörper ausgeschieden sähe: Kinder, Teenager, Afroamerikaner, Polynesier, Jamaikaner, Chinesen, Südeuropäer, Franzosen, Juden, Homosexuelle, Frauen, Proletarier … «Mir scheint», stellt der Scheißhaufen so provozierend wie hellsichtig fest, «ihr analfixierten Typen hättet gerne alles hinter Schloss und Riegel. […] He, komisch, Fred, die einzigen Leute, die nicht in dein Gefängnis gehören, sind nordeuropäische Männer der oberen Mittelschicht.»

Dieser rassistischen, chauvinistischen, homophoben Kontrollfreakshow setzt der Scheißhaufen als nachahmenswerte Alternative schlicht seine eigene entfesselte Existenz entgegen, das heißt: das jedem Menschen innewohnende, in jedem Enddarm lauernde Prinzip der frühkindlich-analen Lust und Anarchie. Er verhohnepipelt die amerikanische Unabhängigkeitserklärung als «Stück beschissenes Klopapier». Er verhöhnt Alfred und seine prüden Brüder im Geiste als «an Verstopfung leidend[e] Fascholehrer und Nazibullen». Er sammelt weitere «Kotrebellen» um sich und bläst schließlich zur großen Attacke gegen alle kulturellen Zwänge. «‹Zivilisation? Überbewertet. Ich frag dich, was hat die schon je für mich getan? Mich im Klo runtergespült! Mich wie Scheiße behandelt!› – ‹Aber genau das *bist* du doch›», protestiert Alfred verzweifelt, vermag den Scheißhaufen mit dieser Logik jedoch nicht zu überzeugen. Das Einzige, was er tun kann, um mit dieser fäkalen Übermacht fertigzuwerden, ist, sich ihr zu ergeben – sich also der Scheiße und ihrer unreinen Lehre zu beugen: «‹Was muss ich tun, damit du diesen Raum verlässt?›», fragt er. «‹Locker den Schließmuskel, Alter. Lass es raus.›» Alfred tut, wie ihm geheißen, und der herbeihalluzinierte Scheißhaufen verschwindet. Dafür sind am nächsten Morgen Bett, Bad und Boden der Kabine mit seinen eigenen, leibhaftigen Exkrementen beschmiert.

Allen zivilisatorischen Bestrebungen und guten Argumenten zum Trotz sitzt die Scheiße also letzten Endes einfach am längeren Hebel. Sie gewinnt immer; die Zeit ist auf ihrer Seite. Der Mensch, und sei er der größte Patriarch, Machtmensch oder Diktator, mag ein Leben lang mit aller Kraft gegen sie ankämpfen: Spätestens im hohen Alter schlägt sie ihn in aller Regel mit seinen eigenen Waffen – das heißt, mit sich selber. Ganz so gewaltlos und friedlich, wie das eingangs zitierte Gedicht von Hans Magnus Enzensberger dies nahelegt, sind unsere Exkremente also offenbar doch nicht. Die Scheiße hat das letzte, schmutzige Wort.

Sprich mit ihm

Das Verdauungssystem der einfachsten wirbellosen Tiere verfügt über einen einzigen Ein- und Ausgang. Quallen zum Beispiel müssen die verdauten Überreste der von ihnen verschlungenen Kleinstlebewesen wieder über ihre Mundöffnung ausscheiden – oder andersherum: Sie essen mit ihrem Anus. «Die Entwicklung eines separaten Afters», schreibt der Meeresbiologe Ralph Lewin, «war ein großer evolutionärer Schritt nach vorne.»

Die psychopathischen Ärzte in William Burroughs' Roman *Naked Lunch* sehen das natürlich anders – der ideale Mensch, der ihnen vorschwebt, hat bemerkenswerte Ähnlichkeiten mit einer Qualle. «Warum nicht an Stelle eines Mundes und eines Darmausgangs, die beide Probleme machen können, ein Allzweckloch, mit dem man essen *und* ausscheiden kann?», fragt der experimentierfreudige Dr. Schafer, dem der menschliche Körper einfach «skandalös leistungsschwach» erscheint: «Wir könnten Nase und Mund verschließen, den Magen auffüllen und ein Loch direkt in die Lunge machen, wo es von Anfang an ja auch hingehört hätte.» Und sein Kollege Dr. Benway sekundiert mit der lehrreichen Geschichte eines Mannes, «der seinem Arschloch das Sprechen beigebracht hat».

Die Gespräche zwischen diesem Mann und seinem Darmausgang stellten Benway zufolge zunächst nichts weiter als eine harmlose Bauchrednernummer dar (selten war diese Bezeichnung passender als hier): Der Mann trat also auf einem Rummelplatz auf und führte mit seinem Hintern kleine Dialoge. Doch nach einer

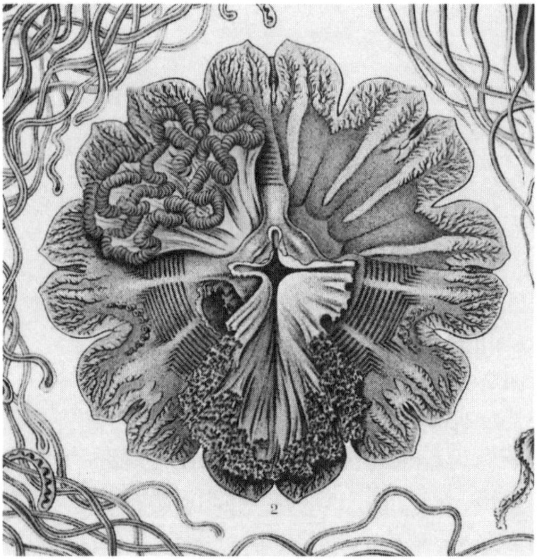

20 Ernst Haeckel, Mund einer Scheibenqualle

Weile begann das Arschloch – ähnlich dem Scheißhaufen in Jonathan Franzens *Korrekturen* – ein Eigenleben zu führen, einen freien Willen zu entwickeln, seinen ‹eigenen Kopf› durchzusetzen: Es redete ohne Zutun des Mannes von allein. Es fing an, auf der Bühne zu improvisieren. Es entwickelte kleine, zahnartige Raspelhäkchen, es begann zu essen und zu saufen. Schließlich biss es sich mit den Zähnen durch die Hose seines Inhabers nach draußen und verlangte lauthals nach Gleichberechtigung. Der Mann versuchte zwar, es durch Faustschläge sowie das Einführen brennender Kerzen zum Schweigen zu bringen, doch vergebens. «Du bist derjenige, der am Ende den Mund halten wird. Nicht ich», verkündete das Arschloch stolz seine letztliche Überlegenheit und Suisuffizienz. «Und zwar weil wir dich hier gar nicht mehr brauchen. Ich kann reden und essen *und* scheißen.»

Auch wenn eine solche Unabhängigkeitserklärung aus dem Mund eines Arschlochs recht optimistisch, ja utopisch anmuten muss, weist die Geschichte des beredten Darmausgangs doch auf eine unbequeme Tatsache hin: Mund und Anus haben mehr miteinander gemein, als wir Menschen gemeinhin wahrhaben möchten. Gesicht und Arsch sind einander näher, als uns kopfbetonten Wesen lieb sein mag. Zähne, Zunge und Gaumen dienen nicht nur der Spracherzeugung – mit ihnen beginnt auch die Verdauung.

Zum einen sind Mund und Anus natürlich im eigentlichen Wortsinn – nämlich durch Rachen, Speiseröhre sowie den Magen-Darm-Trakt – miteinander verbunden. Obgleich ihr kultureller Stellenwert sich erheblich voneinander unterscheidet, handelt es sich bei ihnen doch um die Abschlüsse ein- und desselben Verdauungsapparats, um zwei Pforten desselben Systems. Und ist der untere Ausgang, zum Beispiel durch einen chronischen Darmverschluss, verstopft, kann die verdaute Nahrung tatsächlich, wie bei einer Qualle, durch dieselbe Öffnung herausbefördert werden, durch die sie hereingekommen ist: «Die Entzündung des Enddarms [Proktitis] und der unvermeidbare Ausfluss», schreibt William Burroughs in der ihm eigenen nonchalanten Drastik,

> führen im Weiteren zu einer Verengung des Rektums, der man mit einem Apfelschäler oder dessen chirurgischem Äquivalent zu Leibe rücken sollte, bevor der bedauernswerte Patient gar nicht mehr anders kann, als zum Furzen und Scheißen die andere Öffnung zu nehmen, was zu hartnäckigen Fällen von üblem Mundgeruch führt, die ihn bei sämtlichen Geschlechtern, Altersgruppen und anderen Erscheinungsformen des *homo sapiens* nicht gerade beliebt machen.

Zum anderen stehen Mund und Anus bisweilen in bemerkenswertem physiologischen Gleichklang miteinander. So gehen Momente der rektalen Erleichterung nicht selten mit einer Entspannung des Mund- und Rachenraums einher; Mund und Kehlkopf spiegeln also gewissermaßen das Verhalten des Sphinkters wider. Presst man beim Stuhlgang besonders heftig, verkrampft sich häufig auch der Kehlkopf, die Luft wird angehalten – und dann entlädt sich die Spannung, parallel zur Lockerung des Unterleibs, mit einem befreiten *Aaah!*

In der psychosomatischen Medizin geht man entsprechend davon aus, dass sich bestimmte psychische Anspannungen parallel im Mund- und im Afterbereich äußern können. Besonders Gefühle wie Wut und Verdruss entladen sich gleichermaßen an beiden Enden des Körpers: Menschen, die unter Hämorrhoiden oder ähnlichen Erkrankungen des Afters leiden, knirschen beispielsweise häufig auch im Schlaf mit den Zähnen. Der Psychosomatiker Alfred Lévy bezeichnet solche Erkrankungen des Afters daher als «anale[s] ‹Zähnefletschen›» – gerade so, als hätte der Anus betroffener Patienten, wie jener des Bauchredners aus dem Histörchen des Dr. Benway, kleine zahnartige Raspelhäkchen.

Auch in der Physiognomik – also der Lehre von den menschlichen Gesichtszügen als Spiegel, ja als Fleisch, Muskeln und Knochen gewordenem Text der Seele – glaubte man bereits im 18. Jahrhundert, eine Analogie zwischen Mund und Anus feststellen zu können. Dem Begründer der neuzeitlichen Physiognomik Johann Caspar Lavater zufolge fand nämlich die vertikale Dreiteilung des Menschen, also die hierarchische Gliederung des Körpers in einen intellektuellen (Kopf), einen moralischen (Brust und Herz) und einen animalischen Bereich (Unterleib), ihre verkleinerte Entsprechung in der Aufteilung des Gesichts. Die Stirn, als Kopf des Gesichts, galt demnach als «Spiegel der Intelligenz». Nase und Wangen stellten, parallel zum Herzen und zum Brustbereich, den «Spiegel des moralischen und Gefühlslebens» dar. Den Mund und die Kinnpartie schließlich verstand Lavater als «Spiegel des animalischen Lebens» – sie waren das Pendant zu den Geschlechtsteilen und zum Anus. Und ebenso wie dieser niedere Bereich des menschlichen Körpers züchtig kaschiert werden musste, sollten auch Mund und Kinn nach Möglichkeit, etwa im Dunkel eines Vollbarts, verborgen gehalten werden: Der «*Unterteil* des Gesichts», schrieb Johann Gottfried Herder in einer seiner kunsttheoretischen Schriften, trage «die Züge zur *Notdurft*, oder (welches mit jenem eigentlich eins ist) die Buchstaben der *Sinnlichkeit* im Gesicht», und sollte daher «bei dem Manne bedeckt sein». Schließlich habe die Natur diesen Teil des Gesichts «nicht ohn Ursach» mit einer haarigen «Wolke» umgeben. Wenn die englischen Radaukünstler Dino und Jake Chapman also Mitte der 1990er Jahre – etwa mit der skandalumwitterten Skulpturengruppe *Zygotic Acceleration* aus der bereits erwähnten *Sensations*-Ausstellung – menschliche Figuren schufen, die anstelle von Lippen fotorealistisch gestaltete Analöffnungen im Gesicht trugen, nahmen sie eigentlich nur eine metaphorische Gleichung beim Wort, die in der Kunsttheorie schon seit zweihundert Jahren bekannt war.

Angesichts dieser engen strukturellen Verwandtschaft zwischen Mund und Anus kann es nicht verwundern, dass auch die lautlichen Äußerungen dieser beiden Körperöffnungen immer wieder in eins gesetzt wurden und werden. So wurden die Ein- und Auswürfe des menschlichen Enddarms nicht erst seit Burroughs und der Beat-Generation, sondern bereits seit dem Mittelalter immer wieder mit Gesang und Sprache verglichen – allerdings weniger die Töne, die bei der Defäkation hervorgebracht werden, als jene, die beim plötzlichen Austreten von Darmwinden entstehen: «Fürze», schreibt die amerikanische Mediävistin Valerie Allen, «stehen in einem supplementären Verhältnis zur Scheiße, so wie gesprochene Rede zum Korpus der Schrift.» Schon Martin Luther verlegte sich, wie wir gesehen haben, wenn er dem Teufel bei dessen nächtlichen Besuchen mit Worten nicht beizukommen vermochte, vorzugsweise auf die Sprachgewalt seines Hinterns: «[W]enn das Argument nicht hilft […] so weise man ihn flugs mit einem Furz ab. […]

Hilft nun Eines Beten nicht», also jenes mit dem Mund, «so hilft doch des andern.» In Zeiten höchster Bedrängnis durch den altbösen Feind betete der Reformator also mit dem Arsch.

Glaubt man dem Kirchenvater Aurelius Augustinus, so waren früher *alle* Menschen in der Lage, ihre Körperwinde bewusst zur Kommunikation einzusetzen (auch wenn sich vermutlich nur wenige von ihnen so artikuliert äußern konnten wie der bemitleidenswerte Bauchredner aus der Erzählung des Dr. Benway). Erst aufgrund des Sündenfalls, so Augustinus, verloren die Menschen, von seltenen Ausnahmen abgesehen, die Willensherrschaft über den eigenen Körper und überließen ihn der Lust, den Trieben, heute würde man vielleicht sagen: dem vegetativen Nervensystem.

> Denn für Gott war es nicht schwer, [den Menschen] so zu schaffen, daß auch jener Körperteil, der jetzt nur noch durch Begierde erregt wird, bloß durch den Willen bewegt wurde. Besitzt doch auch, wie wir wissen, die Natur mancher Menschen von der Regel weit abweichende Eigenschaften, die wir wegen ihrer Seltsamkeit anstaunen. [...] So können einige ihre Ohren bewegen, entweder nur eins oder beide zugleich. Andere gibt es, die die ganze Kopfhaut, soweit die Haare reichen, zur Stirne vorschieben und wieder zurückziehen [...]. Auch solche gibt es, die nach unten hin ohne üblen Geruch, wie es ihnen beliebt, so zahlreiche Töne hervorbringen, daß man meint, sie könnten auch mit diesem Körperteile singen.

Die wenigen Auserwählten, die sich die seltene Gabe, auch «nach unten hin» singen zu können, bewahren konnten, erfreuten sich meist großer Publikumsbeliebtheit. So berichtet eine englische Chronik aus dem 12. Jahrhundert von einem Mann mit dem sprechenden Namen Roland the Farter, der jedes Jahr zum Geburtstag des Königs bei Hof erscheinen und zur Ergötzung des Publikums einen Luftsprung vollführen, pfeifen sowie, *last but not least*, einen wohlklingenden Furz ertönen lassen musste. In den 1890er Jahren begeisterte ein Künstler namens Joseph Pujol das Publikum des Moulin Rouge in Paris: Unter anderem soll er in der Lage gewesen sein, mit dem Hintern Instrumente wie die Tuba und die Posaune zu imitieren, den Kanonendonner der Schlacht von Austerlitz nachzuahmen sowie *Au Claire de la Lune* auf der Flöte zu spielen. Und Anfang des 20. Jahrhunderts berichtete der Anthropologe und Sexualforscher Friedrich Salomo Krauss über einen – offenbar nicht minder begabten, aber weitaus weniger erfolgreichen – Flatulisten:

> Vor ungefähr vierzig Jahren gab es zu Požega in Slowenien einen Kriminalgefangenen, der ein solcher Kunstfurzer war, daß er einmal ein öffentliches Konzert veranstalten mußte. [...] Zwei Schergen führten den Künstler herein. [...] Er ließ seine leinenen Hosen herab, lehnte sich mit der Rechten an den Tisch an, hob etwas das linke Bein in die Höhe, zeigte dem Publikum den Allerwertesten, und nun kam klar und deutlich in seltsamer Klangfarbe die chrowotisch-patriotisch-nationale Hymne herausgetönt. Herren und Damen riefen: Divno! Za kudno, krasno! Göttlich, wunderbar, herrlich! Und Ihre Hochwohlgeboren die allergnädigste Frau Obergespanin und die hochmögende gnädige Frau Stuhlrichterin näherten sich dem naturwüchsigen Musikinstrumente und überzeugten sich durch Augenschein, daß kein Betrug mitunterlaufe!

Anfang des 21. Jahrhunderts schließlich erlangte ein englischer Musiker mit dem sprechenden Künstlernamen Mr. Methane zeitweilig internationale Bekanntheit: Sein Repertoire umfasste neben Neukompositionen auch populäre Klassiker wie den *Donauwalzer* von Johann Strauss, die *Ouvertüre 1812* von Pjotr Iljitsch Tschaikowski sowie den Tanz der kleinen Schwäne aus Tschaikowskis *Schwanensee.*

Ruft die Fähigkeit, mit dem Darmausgang zu singen, zu musizieren oder gar zu sprechen, in der Regel also ehrfürchtige Bewunderung hervor, so wird dem umgekehrten Phänomen meist nur Verachtung zuteil. Nicht nur Menschen, die an dem von Burroughs so blumig beschriebenen Koterbrechen leiden und daher tatsächlich Stuhl im Munde führen – auch Menschen, die bloß im übertragenen Sinn heiße Luft, Bockmist oder gar Scheiße reden, stehen meist in geringem sozialen Ansehen.

Bereits das Neue Testament warnt eindringlich davor, die Umwelt durch verbale Ausscheidungen zu verunreinigen: «Was zum Mund hineingeht, das macht den Menschen nicht unrein; sondern was aus dem Mund herauskommt, das macht den Menschen unrein», verkündet etwa Jesus in einer Gleichnisrede des Matthäus-Evangeliums:

> Merkt ihr nicht, daß alles, was zum Mund hineingeht, das geht in den Bauch und wird danach in die Grube ausgeleert? Was aber aus dem Mund herauskommt, das kommt aus dem Herzen, und das macht den Menschen unrein. Denn aus dem Herzen kommen böse Gedanken, Mord, Ehebruch, Unzucht, Diebstahl, falsches Zeugnis, Lästerung. Das sind die Dinge, die den Menschen unrein machen.

Eigentlich geht es in dieser Passage um die Einhaltung ritueller Reinheitsgebote beim Essen, also eher um Fragen der äußeren Hygiene. Jesus wendet diese Problemstellung aber umgehend ins Metaphorische und überträgt die Reinheitsvorstellungen der Pharisäer und Schriftgelehrten auf die Kommunikation, wobei er den Akt des Sprechens explizit in Beziehung zum Prozess der Exkretion bringt: Wie der Inhalt des Magens nach unten ausgeschieden wird, so wird der Inhalt des Herzens nach oben hin abgesondert. Ja die Exkremente, die der Mund hervorbringt, so Jesu überraschende Pointe, seien sogar noch schmutziger als jene, welche den Körper durch den Darmausgang verlassen: Die tatsächlichen Exkremente werden nämlich in die «Grube» entsorgt und können daher nach der Defäkation kein größeres Unheil mehr anrichten. Die verbale Scheiße hingegen wird als übelriechender Haufen in der Mitte der Gesellschaft deponiert; zudem entspringt sie, anders als die von Gott gegebenen Speisen, ganz und gar dem Menschen und seinem wankelmütigen Herzen. Letzteres entspricht dieser Analogie zufolge also dem Magen; der Hals erscheint als eine Art Enddarm; dem Mund schließlich kommt die Rolle des Schließmuskels zu. Er soll die schmutzigen Gedanken, Pläne und Äußerungen so weit wie möglich zurückhalten, anstatt sie in die Welt hinauszutrompeten und sich dabei, zusammen mit den Opfern der verbalen Fäkalattacke, zu bekleckern.

Aber natürlich stellt nicht jeder Mund ein Arschloch dar, und nicht jede sprachliche Äußerung ist ein Scheißhaufen oder Furz. Nur bestimmten Sprechakten wird ein solch unschmeichelhafter Vergleich zuteil, nämlich in der Regel solchen, die mit der Scheiße – oder zumindest bestimmten Formen von Scheiße – ein *tertium comparationis* gemein haben. Bei dem obengenannten Beispiel aus dem Neuen Testament wäre dieser Vergleichspunkt die symbolische Verunreinigung, der Schmutz. Wer falsches Zeugnis wider jemanden ablegt oder über ihn lästert, der attackiert die gesellschaftliche Stellung des betroffenen Menschen: Er übergießt ihn mit verbaler Gülle und macht ihn so für den sozialen Umgang ungeeignet. Er erzählt so lange Mist über sein Opfer, bis auch andere Menschen in dessen Gegenwart die Nase rümpfen.

Doch nicht nur die beschmutzende, auch die misstönende Rede kann als Akt der mündlichen Defäkation gescholten werden. Als der Rabelaissche Pantagruel zum ersten Mal auf Panurge trifft und dieser in seinem Bemühen, sich verständlich zu machen, in einer merkwürdigen Fremdsprache zu reden beginnt, meint einer von Pantagruels Begleitern, es müsse sich bei diesem Kauderwelsch wohl um Gotisch handeln: «Und wär's Gottes Willen, sprächen wir so mit dem Arsch.» Es ist, um die Begrifflichkeit des Linguisten Roman Jakobson zu verwenden, nicht die referentielle Funktion der Rede, die hier kritisiert wird, sondern ihre poetische Funktion: Der Inhalt der Botschaft bleibt prinzipiell unbeanstandet (er bleibt ja auch unverstanden) – ihre *Form*, ihr *Klang* hingegen erinnert die Franzosen an die Geräusche, die man beim Scheißen oder Furzen von sich gibt: «Soa shal tue loeffve lenge och lyksalight.»

Der Befund, jemand leide an ‹Logorrhoe›, an ‹sprachlicher Diarrhoe› oder ‹verbalem Durchfall›, geht in eine ähnliche Richtung. Hier wird neben der inhaltlichen Wässrigkeit des Gesagten auch und besonders das Tempo, die Frequenz und die schiere Masse der sprachlichen Äußerungen kritisiert: Die Worte quellen dem Sprecher so unablässig, schnell und schwallweise aus dem Mund, als könnte er ihnen mit dem erschlafften Schließmuskel seines Mundes nicht mehr Einhalt gebieten. Will man einen solchen leeren Redefluss im Deutschen persiflieren oder willentlich herbeiführen, etwa um eine andere Kommunikation akustisch zu kaschieren, sagt man bisweilen *Rhabarberrhabarberrhabarber*. Bezeichnenderweise ahmt der Mund beim Artikulieren dieses Worts, mit seinem steten Wechsel von offenen Vokalen und Bilabiallauten, nicht nur recht treffend die Bewegung eines Schließmuskels nach – es handelt sich bei dem benannten Knöterichgewächs auch um eines der wirkungsvollsten und ältesten bekannten Abführmittel überhaupt.

Darüber hinaus kann die Absonderung sprachlicher Exkremente aber auch daher rühren, dass jemand vor Wut ‹am Platzen› ist, dass er dringend ‹etwas loswerden› muss und sich deshalb, in aller Regel unter Zuhilfenahme von zwischen den Zähnen hervorgestoßenen Fäkalwörtern, verbal ‹erleichtert›. «Es steigt mir Scheiße in den Mund wie bei einem verklemmten Bruch», schrieb Gustave Flaubert 1855 in einem Brief, als er «Haßfluten» gegen die «Dummheit [s]einer Epoche» in sich aufsteigen spürte – gerade so, als müsste sich jene Scheißwut, die normalerweise durch den Hintern entweicht, nun aufgrund eines Darmverschlusses notgedrungen einen anderen Ausgang suchen.

Tatsächlich herrschte noch bis weit in die Neuzeit der medizinische Glaube vor, dass man psychischen Überdruck am besten durch den Anus abbauen könne: Der Schweizer Arzt Samuel Auguste Tissot etwa empfahl, bei übermäßigem Zorn dem Patienten Klistiere zu verabreichen, da er einen Stau schwarzgalliger Säfte als Ursache für die Indisposition vermutete. Heute würde man einem solchen Patienten statt eines Einlaufs wohl eher eine Gesprächstherapie empfehlen: Mit der systematischen Erforschung der Psyche wurde der körperliche Abwasserkanal zunehmend vom analen auf den verbalen Bereich verlegt. Doch auch im psychoanalytisch geprägten frühen 21. Jahrhundert hallt noch das Wissen um die Verknüpfung von oraler und analer Erleichterung nach. Als der Mafia-Boss Tony Soprano aus der US-amerikanischen Fernsehserie *The Sopranos* sich im Rahmen seiner Gesprächstherapie einige besonders schmerzhafte Erinnerungen und Worte abgepresst hat, stellt er ebenso erleichtert wie erschöpft fest: «Wissen Sie: Was hier [in der Analyse] passiert, das fühlt sich manchmal an, als würde man kacken.» – «M-hm, okay», sagt seine Therapeutin Dr. Melfi. «Ich ziehe es allerdings vor, es mit einem Geburtsvorgang zu vergleichen.» – «Glauben Sie mir», sagt Tony. *«It's like taking a shit.»*

Wohl kaum eine Form verbaler Scheiße hat in den letzten Jahren allerdings mehr Verbreitung und Aufmerksamkeit erfahren als der sogenannte *bullshit*, auch verbrämend *bull* oder kurz *BS* genannt. Bullshit – das bedeutet wörtlich zunächst einmal nichts weiter als die Exkremente eines geschlechtsreifen männlichen Hausrinds. Im übertragenen Sinn wird das Wort meist zur abwertenden Beurteilung albernen, leeren Geredes herangezogen: Der *Langenscheidt* übersetzt das Substantiv einfach mit ‹Scheiß› oder, als Ausruf, ‹ach

Quatsch›, daneben kennt er noch das Verb *to bullshit*, ‹Scheiße erzählen› – doch ist die genaue Bedeutung und Verwendungsweise des Wortes damit nicht hinreichend beschrieben. Obwohl es in unserer westlichen Kultur jede Menge Bullshit gibt, und obwohl fast jeder Mensch glaubt, Bullshit erkennen zu können, wenn er ihm aufgetischt wird, handelt es sich bei dieser Art von sprachlicher Exkretion um ein rätselhaftes und vielschichtiges Phänomen; wie der labberig-wässrige Fladen eines Hausrinds ist das Wort semantisch und pragmatisch nicht leicht zu fassen.

Die Tatsache, dass explizit *Bullen*scheiße – und nicht etwa die Kacke einer weiblichen Kuh – beschworen wird, gibt einen ersten Aufschluss über die Verwendung dieses Worts: Anders als etwa das weiblich konnotierte ‹Gewäsch› oder das gänsehafte ‹Geschnatter› ist ‹Bullshit› klar männlich kodiert. Obwohl natürlich auch Frauen bullshitten können, traut man diese Art von Sprechakt vor allem Männern zu; und zwar, auch das steckt in dem Wörtchen *bull*, vor allem Alphatieren oder solchen, die es werden wollen. Es ist kein kastrierter Ochse, der hier kackt, und auch kein jugendlich-stürmischer Stier, sondern ein ausgewachsener Bulle, der in seiner Herde keine anderen Männchen neben sich duldet.

Im britischen Englisch wurde der Ausdruck ursprünglich denn auch vor allem im Militär verwendet, etwa um unsinnige Anweisungen vonseiten eines Vorgesetzten zu beschreiben (und zu beschimpfen). Ein anderes prägnantes Beispiel für Bullshit, das der Philosoph Harry G. Frankfurt in seinem vielbeachteten Essay gleichen Titels liefert, ist das eines politischen Redners, der sich am Nationalfeiertag «in bombastischen Worten über ‹unser großartiges und gesegnetes Land› ergeht, ‹dessen Gründerväter unter Gottes Führung eine neue Ära für die Menschheit eingeläutet haben›». Hier zeigt sich ein weiteres Charakteristikum des Bullshit: Die Scheiße eines ausgewachsenen Hausrinds ist vergleichsweise voluminös. Wer bullshittet, der drückt keine kleinen Verbal-Köttel hervor, sondern teilt großzügig bemessene Fladen aus. Bullshit ist selten subtil, sondern wird in aller Regel mit großem Getön in die Gegend geschissen.

Worin genau besteht aber das Wesen des Bullshit? Handelt es sich dabei schlicht um leere Rede, um Äußerungen also, denen, ähnlich verdauten Nahrungsmitteln, «jeglicher Nährstoffgehalt entzogen worden ist», wie Frankfurt schreibt? Ist Bullshit sprachlich «grob und unsauber gearbeitet», so wie ja auch «Exkremente [...] niemals in besonderer Weise gestaltet und gearbeitet» sind (wenn man von den oben, im Kapitel über Kunstkacke referierten Beispielen einmal absieht)? Bullshit kann ja durchaus inhaltlich korrekt und eloquent formuliert sein. Nein, das besondere Wesen des Bullshit und seine Gefahr bestehen darin, dass er, so Frankfurt, «vom Bemühen um die Wahrheit abgekoppelt ist». Wer Bullshit erzählt, der *lügt* nicht, sondern schert sich überhaupt nicht darum, wie seine Aussagen sich zur Wahrheit verhalten. Er wählt seine Behauptungen rein pragmatisch so aus, dass sie seinen Zielen entsprechen: «Niemand kann lügen, sofern er nicht glaubt, die Wahrheit zu kennen. Zur Produktion von Bullshit ist solch eine Überzeugung nicht erforderlich. [...] Der Bullshitter [...] weist die Autorität der Wahrheit nicht ab und widersetzt sich ihr nicht, wie es der Lügner tut. Er beachtet sie einfach gar nicht. Aus diesem Grunde ist Bullshit ein größerer Feind der Wahrheit als die Lüge.»

Für die enorme Konjunktur, die der Bullshit in unserer medialisierten, postmodernen Welt in den letzten Jahrzehnten erfahren hat, benennt Frankfurt zwei wesentliche Gründe. Zum einen sei Bullshit «immer dann unvermeidbar, wenn die Umstände Menschen dazu zwingen, über Dinge zu reden, von denen sie nichts verstehen». Viele Äußerungen von Politikern und anderen Personen des öffentlichen Lebens seien notwendigerweise Bullshit, da solche Menschen ständig dazu gedrängt würden, sich über Gegenstände auszulassen, von denen sie wenig oder keine Ahnung haben. Auch die Demokratie als solche befördere die Produktion von Bullshit, da sie den Eindruck erwecke, dass jeder Bürger zu jedem erdenklichen Thema eine Meinung haben und kundtun müsse – was angesichts der Komplexität der Zusammenhänge und der Vielzahl an Themen, die es weltweit zu bedenken und beurteilen gibt, schlechterdings unmöglich ist.

Zum Zweiten lässt sich der Bullshit-Boom Frankfurt zufolge aber auch auf einen spezifisch postmodernen Skeptizismus zurückführen, «der uns die Möglichkeit eines zuverlässigen Zugangs zur objektiven Realität abspricht und behauptet, wir könnten letztlich gar nicht erkennen, wie die Dinge wirklich sind». Der populärwissenschaftliche Gemeinplatz, Licht könne je nach Betrachtungsweise eine Welle oder ein Teilchen sein, stellt gewissermaßen das Credo dieses Anti-Essentialismus dar: *It's a particle, it's a wave.* Wenn es aber keine objektive Realität gibt, sondern nur lauter subjektive Versionen von Wirklichkeit, dann kann sich jeder Mensch genauso gut «seine eigene Natur» schaffen: eine strategische Wahrheit, die ihm aus seiner jeweiligen Warte am günstigsten erscheint. Dann gibt es nur erfolgreiche oder weniger erfolgreiche Versionen von Bullshit.

Doch nicht nur politische Alphatiere und postmoderne Anti-Essentialisten reden gern Scheiße – auch unter den Depravierten und Deprimierten der westlichen Welt wird bisweilen die verbale Exkretion kultiviert: namentlich in der oralen Kunstform des Rap, die von dem amerikanischen Gangster-Rapper Ice-T einmal kurz und bündig als «The Art of Shit Talking» definiert wurde. In seinem autobiographisch geprägten Sachbuch *The Ice Opinion* erhebt Ice-T diese Fähigkeit zum Scheißereden in den Rang einer künstlerischen Schlüsselqualifikation und benennt sie als Quelle seines Erfolgs als Musiker, Schauspieler und College-Dozent: «All diese Chancen taten sich mir nur auf, weil ich etwas konnte, das alle Kinder im Ghetto irgendwann lernen. *I could talk shit.* [...] Schwarze Amerikaner, und damit meine ich arme schwarze Amerikaner [...] reden Scheiße. Wir [...] haben ein loses Mundwerk.» Auch der

Literaturwissenschaftler Henry Louis Gates jr. definiert die spezifisch afro-amerikanische Technik der virtuosen, uneigentlichen Rede als «talking shit». Und der Rapper Snoop Doggy Dogg gibt den Hörerinnen und Hörern seines ersten Albums gleich zu Beginn den guten Rat, aus aural-hygienischen Gründen eines jener Schäufelchen bereitzuhalten, mit denen man normalerweise Hundehäufchen vom Gehweg beseitigt: «So get your pooper scooper, / 'Cause the nigga's talkin' shit.»

Historisch lässt sich diese Vorliebe für uneigentliches oder kodiertes Sprechen auf verschiedene afro-amerikanische Sprachspiele, Witze und Beleidigungsrituale wie das sogenannte *signifying* oder *playing the dozens* zurückführen, die schon seit Beginn der Sklaverei existiert haben mögen oder gar aus der Zeit vor der Verschleppung der Sklaven in die amerikanische Diaspora stammen könnten. Politisch lässt sich ein solches *shit talking* als strategische Ablehnung ‹sinnvollen›, ‹logischen› Sprechens deuten: Es stellt sozusagen eine Weigerung dar, an dem vorgeblich sauberen, rationalen Diskurs der hegemonialen Klasse teilzunehmen. Wer noch vor wenigen Generationen befürchten musste, im Gefängnis oder schlimmer: am Ast des nächstbesten Baumes zu landen, wenn er seine Stimme erhob; wer auch heute noch den Eindruck gewinnen kann, dass seine Stimme von den politischen Entscheidungsträgern ohnehin nicht gehört oder ernst genommen wird; der kann sich ebenso gut auf das Sprechen in virtuosen und scheinbar sinnfreien Reimen verlegen. Der kann ebenso gut auf überzogene Wahrheitsansprüche verzichten.

Dass es den Texten bisweilen an inhaltlichen Nährstoffen zu mangeln scheint, ist dabei unerheblich oder sogar Teil des ästhetischen Konzepts: Texte im Modus des *shit talking* mögen zwar in einer scheinbar vertrauten Sprache verfasst sein – doch gleicht diese nicht selten «einem Geheul, einem Schuss oder […] dem Wind oder einer Welle», wie der karibische Dichter und Literaturtheoretiker Edward Kamau Brathwaite formuliert. «Diese Dichtung [...] verdankt sich gleichermaßen dem Klang wie dem artikulierten Gesang. Mit anderen Worten: Die Geräusche, die sie hervorbringt, sind Teil der Bedeutung.»

Das *shit talking* des Rap bewegt sich also – allen Beteuerungen vonseiten seiner Protagonisten zum Trotz, es handle sich dabei um authentische Schilderungen aus dem Ghetto – in aller Regel jenseits der Parameter von Wahrheit oder Lüge, von Richtig oder Falsch. Wer rappt, der tut das mehr oder minder kreativ, mehr oder weniger unterhaltsam. Wer bei Wortwettstreiten wie dem unter HipHoppern beliebten *dissing* den größten verbalen Haufen setzt und seinen Gegner damit möglichst effektiv bekleckert, gewinnt. Ob die dargebotenen Verbalpossen und Pointen dabei der Realität entsprechen oder doch nur Bravado und Bullshit sind, ist für den Erfolg des Gesagten eher zweitrangig. Wenn es genügte, die Wahrheit über die eigene randständige Existenz zu erzählen, müssten die Ghettos, Favelas, Barrios, Banlieues und Problembezirke dieser Welt Abermillionen erfolgreicher Rapper hervorbringen.

Möglicherweise liegt gerade in diesem bewussten Ignorieren der Wahrheit eine besondere Chance. Denn da sich ein spielerisches Scheißereden nicht an den Ansprüchen der Wirklichkeit oder des dominanten Diskurses messen lassen muss, können beim *shit talking* Ideen und Möglichkeiten formuliert werden, die unter anderen, seriöseren Bedingungen möglicherweise unausgesprochen blieben. Anders gesagt: Mit dem Unterleib lässt sich freier, frecher, unverblümter sprechen als mit dem rationalen Kopf. Für den amerikanischen Performance-Theoretiker Richard Schechner stellt eine solche Wider- und Nebenrede denn auch den wichtigen Bestandteil einer *politics of imagination* dar, einer ‹Politik der Einbildungskraft›: Durch die Erschaffung konjunktivischer Gegenwelten, so Schechner, können alternative Entwürfe zum Status quo erprobt werden; beim *shit talking* können imaginäre Paralleluniversen entworfen werden, welche den Möglichkeitssinn schärfen und den Horizont um neue Ausblicke erweitern.

Ein solches utopisches *shit talking* muss nicht notwendigerweise vulgär sein: Scheiße zu reden bedeutet nicht unbedingt, dass man auch ‹Scheiße› sagt. Wenn man sich, wie im Rap üblich, derber Flüche und Fäkalwörter bedient, kann das allerdings auch nicht schaden. «*Kot macht die Erde fruchtbar*», wie der russische Literaturwissenschaftler Michail Bachtin schreibt; und dies gilt nicht zuletzt auch für den Kot, der aus dem Mund kommt: «Wenn die alte sterbende Welt mit Kot beworfen, mit Urin übergossen und mit einem Hagel von skatologischen Flüchen überschüttet wird, so ist das ihre *fröhliche Beerdigung*, die auf der Lachebene dem Aufschütten des Grabs mit Erde entspricht oder der Aussaat in die Ackerfurche (in den *Schoß* der Erde).» Mit anderen Worten: Wer Scheiße redet, der versprüht nichts weniger als verbalen Dünger. Wer ‹Scheiße› sagt, der produziert mit seinem Mund kostbaren verbalen Humus: einen Nährboden, auf dem neue Ideen und Sprachpflanzen gedeihen können.

Widergeburt

«Wissen Sie, was für sie der Höhepunkt ihrer Ehe war?», fragt Coleman Silk, der männliche Protagonist von Philip Roths Roman *Der menschliche Makel*, den Erzähler: «Ein Ereignis, das sie als ‹die große Warme-Scheiße-Schlacht› bezeichnet.» Es geht um seine heimliche Liebhaberin Faunia Farley und deren Beziehung zu ihrem Exmann Lester, mit dem sie bis zu ihrer Trennung eine kleine Farm betrieb.

> Eines Abends stehen sie nach dem Melken im Stall und streiten sich über irgend etwas, und plötzlich läßt eine Kuh neben Faunia einen großen Fladen fallen, und Faunia hebt eine Handvoll davon auf und wirft sie Lester ins Gesicht. Er wirft eine Handvoll zurück, und so begann die Schlacht. [...] Am Ende waren beide von oben bis unten voller Kuhscheiße und brüllten vor Lachen, und nachdem sie sich mit dem Wasserschlauch im Stall abgespült hatten, gingen sie ins Haus, um zu vögeln. Das allerdings überspannte den Bogen. Das machte hundertmal weniger Spaß als die Schlacht.

Es ist interessant, dass ausgerechnet diese Episode den körperlichen Höhepunkt der – auch in sonstiger Hinsicht beschissenen – Ehe der Farleys darstellen sollte. Der eigentliche Geschlechtsakt ist Faunia zufolge dabei noch weitaus weniger genussvoll als das feucht-fröhliche Vorspiel im Kuhstall: Während die Warme-Scheiße-Schlacht einen Liebeskampf in höchster Intensität darstellt, ist der Sex im heimischen Schlafzimmer nur ein mattes Ringen. Die bescheidenen Mengen körpereigener Substanzen, die Faunia und Lester dort austauschen, sind nicht annähernd so stimulierend wie zuvor, im Stall, die umfänglichen Körperflüssigkeiten der Kuh.

Betrachtet man diesen Ausschnitt des Romans isoliert, so könnte man zu der Auffassung gelangen, dass Faunia und Lester ein vom sexuellen Mainstream deutlich abweichendes Sexualverhalten pflegen – dass sie sexuelle Erregung oder Befriedigung also überwiegend oder ausschließlich durch die Beschäftigung mit Exkrementen erlangen. Tatsächlich stellen Kot und Urin für viele Menschen bevorzugte Sexual-Lockstoffe und -Lustmittel dar; in der Sexualwissenschaft fasst man solche Vorlieben unter dem Begriff der Koprophilie zusammen. In ihrer abstraktesten und gewissermaßen ‹saubersten› Form äußern sich solche Neigungen schlicht in einem Faible für schmutzige Wörter: also etwa für analfixiertes *dirty talking* während des Geschlechtsverkehrs oder für das als sexuell erregend und befriedigend empfundene Niederschreiben von Phantasien, die sich auf Kot oder andere Ausscheidungen beziehen – die Sexualwissenschaft kennt hierfür den schönen Begriff der Koprographie. Ähnlich abstrakt geht der Renifleur oder Geruchsmasochist vor, der öffentliche Toiletten aufsucht, um sich zur Befriedigung seiner Neigungen das Aroma fremder Exkremente zu Gemüte zu führen.

Konkreter wird die Beschäftigung mit den Exkrementen bei jenen Formen der Koprophilie, die mit voyeuristischen, fetischistischen oder sadomasochistischen Neigungen einhergehen. In solchen Fällen führt der Anblick defäkierender Menschen, die Beschmutzung durch fremde oder eigene Exkremente (der Connaisseur spricht von ‹Natursekt› und ‹Kaviar›) oder, in extremen Fällen, auch der Verzehr dieser Substanzen zu sexueller Erregung und Erfüllung. In der Pornographie bilden Videos, die sich solchen skatologisch-fetischistischen Praktiken widmen, inzwischen ein stabiles Subgenre: Titel wie *Mein Höschen ist voll*, *Toilet Man*, *Kinky Anal Breakfast*, *Shit and Vomit Dinner* oder *Du bist, was du isst: Scheiße* lassen die thematischen Schwerpunkte und die intendierte Zielgruppe dieser Filme erahnen.

Doch auch im solcher Praktiken unverdächtigen sexuellen Mainstream gelten Exkremente sowie das Organ, das sie hervorbringt, bisweilen als erregend – man denke nur an den vieldeutigen Werbespruch eines großen deutschen Toilettenpapierherstellers aus den 1990er Jahren: «Machen Sie Ihren Po zur Kusszone.» Vor allem der Prozess der Ausscheidung selbst gilt vielen Menschen als ausgesprochen lustvoll und wird nicht selten sogar mit dem Geschlechtsakt verglichen. Der englische Autor Thomas Morus etwa stellte in seinem Romandialog *Utopia* das Defäkieren auf eine Stufe mit dem Sex: Die Utopier empfinden nämlich, dem Reisebericht seines Erzählers und Gegenweltreisenden Raphael Hythlodeus zufolge, eine besondere körperliche Lust «durch die Ausscheidung dessen, was im Körper überreichlich vorhanden ist: das vollzieht sich, wenn wir die Eingeweide in den Ausscheidungen entleeren, oder erfolgt bei der Kinderzeugung oder wenn dem Jucken irgendeines Körperteils durch Reiben oder Kratzen Erleichterung verschafft wird». Ganz gleich also, ob Scheiße, Sperma oder Blut aus dem Körper hervortritt: Zumindest in Utopia ergießt sich bei jeder Entleerung «ein deutliches Wohlbehagen durch die Sinne». Körperliche Lust entsteht durch Spannungsabbau und Säfteemission.

In eine ähnliche Richtung weist eine Anekdote, die Thomas Morus' Leib- und Magenfeind Martin Luther bei einer seiner zahlreichen Tischreden zum Besten gab. Ein Adliger gab demnach seiner Frau auf die Frage, ob er sie denn auch liebe und begehre, zur Antwort: «Ich habe dich so lieb als ein gut Schmeißen.» Als die Frau sich durch diesen Liebesschwur nicht besonders beeindruckt zeigte, ließ der Adlige sie einen ganzen Tag lang nicht vom Pferd absitzen, um sich zu erleichtern – so lange, bis die Frau einsah, dass auch das Sch(m)eißen eine wahre Lust und Himmelsmacht ist: «O lieber Junker», soll sie dem Reformator zufolge gesagt haben, «ihr habt mich lieb genug, habt mich nur nicht lieber.»

Dem französischen Philosophen und Mathematiker Jean le Rond d'Alembert zufolge war die Defäkation sogar nicht nur dem Liebesakt und allen anderen Sinnenfreuden an Genuss ebenbürtig, sondern sogar weit überlegen: «Das einzige Vergnügen im Leben ist es», schrieb er, «jeden Morgen das größte unserer Bedürfnisse befriedigen zu können» – damit meinte er nicht etwa einen im ersten Tageslicht vollzogenen Geschlechtsakt, sondern seinen allmorgendlichen Stuhlgang. Der selten um ein deutliches Wort verlegene deutsche Volksmund schließlich bringt die Erkenntnis, dass Sex und Stuhlgang vergleichbare Lustempfindungen auszulösen vermögen, auf die prägnante Formel: Gut geschissen ist halb gevögelt.

Woher aber rührt diese Identifikation zwischen analer und genitaler Befriedigung? Was macht den Prozess der Ausscheidung zu einem solchen Quell sinnlichen Wohlbehagens, dass selbst die größten Theologen und Philosophen ihn in Gleichnissen beschreiben und in salbungsvollen Worten besingen? Psychoanalytischer Theoriebildung zufolge geht diese Verknüpfung – wie sollte es anders sein? – auf die anale Phase der kindlichen Entwicklung zurück: Das Kleinkind, so Sigmund Freud, kann noch nicht zwischen exkrementellen und sexuellen Interessen unterscheiden, sondern wirft beide gewissermaßen in einen assoziativen Nachttopf: «Dies ist aber der Umfang, den das Sexuelle im Kindesalter hat, wo für die Vorstellung gleichsam eine Kloake existiert, innerhalb deren Sexuelles und Exkrementelles schlecht oder gar nicht gesondert werden.»

Der Kotballen oder die «Kotstange», wie Freud in Anlehnung an den Ausdruck eines Patienten formuliert, «ist sozusagen der erste Penis» – und das «Schleimhautrohr» des Enddarms, das durch diesen lustvoll zurückgehaltenen und schließlich mit Wonne herausgedrückten Kotpenis gereizt wird, vertritt gewissermaßen die Vagina: «Wir schließen, daß der Säugling Lustempfinden bei der Entleerung von Harn und von Darminhalt hat und daß er sich bald bemüht, diese Aktionen so einzurichten, daß sie ihm durch entsprechende Erregungen der erogenen Schleimhautzonen einen möglichst großen Lustgewinn bringen.» Auf eine gelungene Entleerung des Darmes könne ein Kleinkind daher, wie der Philosoph Hermann Schmitz anmerkt, bisweilen «ähnlich stolz sein, wie etwa ein Mann auf einen gelungenen Geschlechtsakt».

Der Stuhlgang wäre demnach eine Art autoerotischer Handlung, bei der ein selbst hervorgebrachter Penis aus Exkrementen die Ersatz-Vagina, den Enddarm, von innen penetriert. Kein Wunder, dass die simultane anale und genitale Stimulation fester Bestandteil masturbatorischer Techniken ist. Der jugendliche Erzähler aus Chuck Palahniuks Kurzgeschichte «Guts» (‹Gedärm›) etwa begibt sich zum Onanieren vorzugsweise auf den Grund des elterlichen Swimmingpools, um sich mit entblößtem Anus auf die dort angebrachte Wasser-Umwälzpumpe zu setzen: «Die Saugwirkung fühlt sich an, als würde ich einen Schiss lassen, der niemals endet. Wenn mein Schwanz hart ist und mein Hintern leer gefressen wird, brauche ich keine Luft zum Atmen.»

Im Lauf seiner Erziehung muss das Kind allerdings erfahren, dass sich diese koprophilen Triebanteile mit den erwachsenen Vorstellungen von Kultur nur schlecht vertragen. (Der Erzähler aus «Guts» lernt seine Lektion auf die denkbar grausigste Weise: Er kann sich nicht mehr von der Saugpumpe lösen und muss schließlich, um nicht zu ertrinken, seinen eigenen ausgestülpten Darm durchbeißen.) Das Kind muss also lernen, seine exkrementelle Lust zu sublimieren oder aber starke Reaktionen gegen die verflossene Liebe auszubilden: also Gefühle des Ekels, der Abscheu, des Widerwillens. Schlägt diese Entwicklung fehl, leben die kindlichen Triebanteile weiterhin unverändert fort – Koprophilie gilt aus psychoanalytischer Sicht daher als Regression oder Fixierung, also als

Rückfall in die anale Phase oder als Verharren in derselben. Doch selbst bei gelungener Sublimierung und Aversionsbildung bleiben Freud zufolge in den Tiefen der Psyche stets Spuren des ursprünglichen kindlichen Sexualtriebs erhalten: «Das Exkrementelle ist allzu innig und untrennbar mit dem Sexuellen verwachsen, die Lage der Genitalien – *inter urinas et faeces* – bleibt das bestimmende unveränderliche Moment. [...] [D]ie Anatomie ist das Schicksal.» Unsere Geschlechtsteile liegen nun einmal neben dem Anus. Die Kloake aus Sex und Exkrementen lässt sich nicht einfach trockenlegen.

Auch bei als normal erachteten Erwachsenen kann der Geruch von Fäkalien daher durchaus erregend wirken: Faunia und Lester Farley zum Beispiel fallen, von ihrem einmaligen regressiven Ausrutscher im Kuhstall einmal abgesehen, nicht weiter durch abweichende Sexualpraktiken auf. Zugleich können die Schleimhautzonen des Enddarms ihren erogenen Charakter aber auch im Erwachsenenalter bewahren: Die anale Stimulation und Penetration gehört bekanntlich zum festen Repertoire homo- wie auch heterosexueller Praktiken. In den härteren Spielarten der Mainstream-Pornographie stellt Analverkehr sogar die bevorzugte sexuelle Betätigungsform dar, da sie, ähnlich der Scheiße in der zeitgenössischen Exkrementalkunst, als besonders echt, als Garant der Authentizität gilt. «Arschlöcher sind Realität», wie der englische Schriftsteller Martin Amis das Credo des modernen Pornotopia zusammenfasst – die Vagina hingegen sei «Bullshit». Auch der Heldin von Charlotte Roches Roman *Feuchtgebiete*, Helen Memel, dient der Analverkehr gewissermaßen als Lackmustest für die Aufrichtigkeit eines Sexualpartners. Auf diese Weise teste sie «am besten, ob es einer ernst mit mir meint: Ich fordere ihn schon bei einem der ersten Sexe zu meiner Lieblingsstellung auf: ich in Doggystellung, also auf allen vieren, Gesicht nach unten, er von hinten kommend [...], Nase in den Arsch [...]. Die Stellung heißt ‹Mit-Dem-Gesicht-Gestopft›. Hat sich noch keiner beschwert.»

In der christlich geprägten Welt ist der Analverkehr, ganz gleich ob unter Männern oder zwischen Mann und Frau, bekanntlich mit diversen Meidungsgeboten belegt; ja in verschiedenen Ländern, auch in einigen Bundesstaaten der USA, ist er sogar strafbar. (Der enorme Erfolg von Roches *Feuchtgebieten* erklärt sich nicht zuletzt aus dem vergleichsweise freizügigen Umgang mit diesen moralischen Schranken.) Der Grund für diese Missbilligung ist vermutlich darin zu suchen, dass der Analverkehr nicht reproduktiv ist – dass er also nur dem sexuellen Vergnügen, nicht aber der Fortpflanzung dient. Der Anus ist dieser Auffassung zufolge ein unfruchtbarer Raum, eine Körperöffnung, die eben nichts außer Scheiße hervorzubringen vermag.

In der kindlichen Vorstellungswelt ist das noch anders. Da das Kleinkind den Unterschied zwischen Vagina und Anus verkennt, ist es von der Vorstellung beherrscht, die Frau besitze in ihrem Körperinneren nur eine einzige ‹Höhle› und ergo auch nur einen einzigen Körperausgang, der sowohl die Kinder als auch den Kot ans Licht der Welt befördert: *«Das Kind muß entleert werden wie ein Exkrement, ein Stuhlgang»*, schreibt Freud. «Von Anfang an sind die Kinder darin einig, daß die Geburt des Kindes durch den Darm erfolgen müsse, das Kind also zum Vorschein komme wie ein Kotballen.» Der Prozess der Ausscheidung ähnelt somit nicht nur der Penetration durch den Penis – er stellt auch eine Art Geburt dar, ist mithin Zeugung und Gebärvorgang in *einer* Bewegung. Wenn das Kind sich aber durch den Anus vom mütterlichen Körper löst, dann ist es gemäß dieser Analogie nichts weiter als ein Stück Kot – ein Konzept, das, wie wir gesehen haben, für das Kleinkind allerdings noch nicht negativ besetzt ist. Da es seine Exkremente liebt, ja da es sie geradezu als Geschenk betrachtet, kann es auch das neue Geschwisterchen, das seinen Eltern ‹geschenkt› wurde, liebgewinnen – so lieb wie die eigene Kaka.

So abstrus diese «Kloakentheorie», wie Freud sie nennt, auf die meisten erwachsenen Menschen auch wirken mag, so produktiv ist sie doch immer wieder in Mythologie und Literatur gewesen. In Polynesien etwa erhielten Kinder früher nach ihrer Geburt einen Beinamen, der sie als Ausscheidung eines Gottes auswies: Als Zeichen der Demut und Verehrung bezeichnete man sie nach ihrer jeweiligen Schutzgottheit als ‹Kot von Tonga›, ‹Kot von Satia› und so weiter. In Samuel Becketts Roman *Molloy* nennt der Erzähler seine Mutter nur «die Frau, die mir das Leben gegeben hat, durch das Loch in ihrem Hintern, wenn ich mich recht erinnere»; und er weiß auch, welch tiefere Bedeutung das seiner Geburt verleiht: «Erster Beschiß.» In der bereits erwähnten Erzählung von David Foster Wallace über Kunstkacke schließlich gesteht eine junge Frau gegenüber ihren Arbeitskollegen, dass sie als Kind geradezu mütterliche Gefühle gegenüber ihren Exkrementen gehegt habe, und dass sie ihnen auch heute noch bisweilen fürsorglich zugetan sei:

> Hattet ihr das früher auch, wisst ihr, als ihr klein wart, dass ihr eure Scheiße irgendwie als euer Kind betrachtet habt und sie manchmal in den Arm nehmen wolltet und mit ihr reden wolltet oder dass ihr fast geweint habt oder Schuldgefühle hattet, nachdem ihr sie runtergespült habt, und habt ihr manchmal auch davon geträumt, dass eure Scheiße in einem Kinderwagen sitzt, so mit einem Häubchen und einer Trinkflasche, und schaut ihr sie auch heute noch manchmal an, wenn ihr auf dem Klo seid, und winkt ihr nach, so: Tschüüüs!, während sie verschwindet, und spürt ihr dann auch so eine große innere Leere?

Die Kollegen, die sich während dieses offenherzigen Bekenntnisses gerade beim Mittagessen befinden, verstummen betreten oder sehen sich vielsagend an. Dabei könnte ihnen, auch wenn sie noch nie einen Blick in die Werke Sigmund Freuds geworfen haben, die Gleichung Scheiße = Kind durchaus vertraut sein – schließlich lautet ein gängiger amerikanischer Euphemismus für den Gang zur

Toilette, man müsse ‹die Kinder ins Schwimmbad bringen›: *I have to drop the kids off at the pool.*

Tatsächlich trifft die kindliche Kloakentheorie bei vielen Tierarten ja auch zu. Vögel und Amphibien, viele Reptilienarten und einige Säugetiere wie etwa das Kloakentier haben nur einen einzigen Körperausgang für Geschlechtsorgane, Harnleiter und Darm. Sie gebären sozusagen durch den Anus, oder andersherum: Sie koten durch die Scheide. Doch auch beim Menschen liegen Geburt und Defäkation oft nicht weit voneinander entfernt. Zum einen fördert das konvulsivische Pressen mit dem Unterleib, wie man es auf der Toilette praktiziert, bei schwangeren Frauen bisweilen nicht nur den Stuhl, sondern auch zugleich den Fötus zum Vorschein. Johanna von Kastilien ist die vielleicht berühmteste, aber beileibe nicht einzige Mutter, die ihr Kind auf diese Weise zur Welt brachte: Ihr erster Sohn, der spätere König von Spanien und letzte römisch-deutsche Kaiser Karl V., kam am 24. Februar 1500 angeblich auf einer Latrine zur Welt.

Zum anderen geht der Geburtsvorgang, auch wenn er in hygienischerem Ambiente geschieht, nicht selten mit der unwillkürlichen Absonderung von Exkrementen einher: «Ziehn Sie die Sache nicht in die Länge. / Kommt auch Kot bei dem Gedränge!», wird eine Gebärende von einem ungeduldigen Arzt in Gottfried Benns Gedicht «Saal der kreißenden Frauen» ermahnt. Und tatsächlich, die rüde Unterweisung hilft: «Schließlich kommt es: bläulich und klein. / Urin und Stuhlgang salben es ein.» Der physiologische Grund für diese Gleichzeitigkeit von Geburt und Exkretion ist darin zu suchen, dass der Kopf des Kindes, wenn er durch den Geburtskanal ins Freie gepresst wird, Stuhl aus dem Mastdarm der Mutter herausdrückt; in vielen Krankenhäusern wird Frauen, um die Kotmenge, die bei diesem «Gedränge» mitkommt, zu reduzieren, vor der Geburt daher ein Klistier verabreicht.

Wenn Gottfried Benn diesen doch eher profanen Vorgang in überraschend hohem sprachlichen Register als ‹Salbung› beschreibt, dann ist dies allerdings nicht nur eine poetische Umschreibung: Die erste fäkale Kontamination ist für das Kind, das bei der natürlichen Geburt meist mit dem Gesicht nach hinten, also zum Anus der Mutter hin geboren wird, durchaus medizinisch bedeutsam. In den Worten der Mikrobiologen Gero Beckmann und Andreas Rüffer handelt es sich dabei um «eine erste ‹Schluckimpfung›», welche den bis dahin keimfreien Fötus zum ersten Mal mit Bakterien konfrontiert und damit seine körperlichen Abwehrkräfte herausfordert. Bleibt diese natürliche Besiedlung mit mütterlichen Darmbakterien aus, kann die Entwicklung des kindlichen Immunsystems darunter leiden: Kinder, die per Kaiserschnitt auf die Welt kommen, tragen epidemiologischen Studien zufolge ein erhöhtes Risiko für Autoimmunerkrankungen wie Diabetes oder Asthma. Wenn es seitens der Mutter keine besonderen Risiken in Bezug auf die natürliche Geburt gibt, dann, schreibt der Autor Jörg Blech, sei es «offenbar gesünder, den Weg ‹inter faeces et urinam› (zwischen Kot und Urin) ins Leben zu nehmen».

Doch nicht nur der tatsächliche Geburtsvorgang – auch das Hervorbringen von ‹Kopfgeburten› ist oft mit der Ausscheidung von Exkrementen verknüpft. Auch die Kreativität steht in einem innigen Zusammenhang mit dem kreatürlichsten aller Akte, der Defäkation. Wer etwas in die Welt setzt, sei es ein Kind oder auch nur, wie man im Englischen sagt, ein *brain child*, der gebärt häufig zugleich einen Haufen Exkremente. Oder umgekehrt: Der freie Fluss der Fäkalien aus dem Hintern erlaubt erst den freien Fluss von Gedanken, Ideen, Assoziationen. «Es kommt, wie es kommt: aus dem Bauch raus wie Kacke», wie der Sänger Jan Delay von der Rap-Gruppe Absolute Beginner sein Verständnis des geistigen Schöpfungsprozesses beschreibt.

Schon Martin Luther soll, wie erwähnt, seinen entscheidenden

Moment der geistigen Erleuchtung – die Einsicht in die alleinige Rechtfertigung des Menschen durch Gottes Gnade – erfahren haben, während er im Kloster zu Wittenberg auf der Latrine saß: «Diese Kunst hat mir der Heilige Geist auf dieser *cloaca* eingegeben», wie er sich einem Freund und Schüler gegenüber erinnerte. Der heilkundige Leopold Mozart schwor wie zahlreiche seiner Zeitgenossen darauf, dass sich mentale Beschwerden am besten durch die Einnahme von Abführmitteln lösen ließen: «Desswegen habe wegen der Pillulen geschrieben», schrieb er am 21. September 1771 an seine Tochter Maria Anna: «Ich will das der Arsch den Kopf Curieren soll.» Noch im 19. Jahrhundert wurde in England ein Medikament namens *Brain Salt*, ‹Hirnsalz›, vertrieben, das gleichermaßen zur Linderung von Kopfschmerzen wie zur Bekämpfung von Verstopfungen zum Einsatz kommen sollte (Abbildung 21).

Der Grund für diesen Glauben an die kopfkurierende Kraft der Abführmittel ist in der antiken Säftelehre zu suchen: Psychische Verstimmungen ließen sich dieser sogenannten Humoralpathologie zufolge auf ein Ungleichgewicht zwischen den vier Körpersäften Blut, Schleim, schwarze sowie gelbe Galle zurückführen. Ein solches körperliches Ungleichgewicht konnte nun, so glaubte man, unmittelbar auf die Psyche schlagen: Der Renaissancearzt Ambroise Paré etwa meinte, dass bei Verstopfungen giftige Fäkalgase aus dem Unterleib in den Schädel aufsteigen und dort zu Kopfschmerzen, Müdigkeit und Wehmut führten konnten; Abführmittel, Klistiere und Aderlässe sollten den Körper und dadurch auch den Geist wieder in Balance bringen. Und Johann Wolfgang Goethe führte in einem erfrischend skatologischen Gedicht die Leiden seines wohl berühmtesten Romanhelden, des jungen Werthers, auf dessen zögerliche Verdauung zurück:

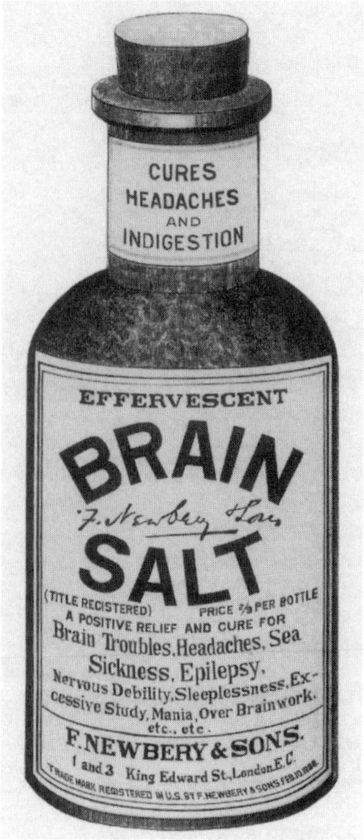

21 Darm- und Hirnsalz

Ein junger Mensch – ich weiß nicht wie –
Verstarb an der Hypochondrie,
Und ward dann auch begraben.
Da kam ein schöner Geist herbei,
Der hatte seinen Stuhlgang frei,
Wie ihn so Leute haben.
Der setzt sich nieder auf das Grab
Und legt sein reinlich Häuflein ab,
Schaut mit Behagen seinen Dreck,
Geht wohl eratmend wieder weg,
Und spricht zu sich bedächtiglich:
«Der gute Mensch, er dauert mich,

Wie hat er sich verdorben!
Hätt er ge— so wie ich,
Er wäre nicht gestorben!»

«Nicolai auf Werthers Grabe» ist das Gedicht überschrieben: Es richtet sich also ganz explizit gegen einen von Goethes liebsten Feinden, den Berliner Aufklärer Christoph Friedrich Nicolai. Dieser hatte Goethes *Leiden* eine Parodie namens *Freuden des jungen Werthers* gegenübergestellt, in welcher der lebensmüde Romanheld seinen Selbstmordversuch wider Erwarten überlebt, seine unglückliche Liebe Lotte heiratet, acht Kinder mit ihr zeugt, durch einen Zufall zu Geld kommt und fortan glücklich und zufrieden ist bis an sein Lebensende.

In Goethes Gedicht wird diese Parodie nun mit nichts weniger als der Desekration eines Friedhofs gleichgesetzt. Der Aufklärer scheißt demzufolge wortwörtlich auf das Grab des berühmten Selbstmörders, und noch mehr: Er führt seine eigene stabile seelische Konstitution auf seinen einwandfrei funktionierenden Stoffwechsel zurück. Nur wer schlecht scheißt, sich also der schädlichen Säfte seines Körpers nicht regelmäßig entledigen kann, kann dieser Auffassung zufolge der schädlichen «Hypochondrie» verfallen. Tatsächlich scheint Nicolai ein getreuer Anhänger der antiken Humoralpathologie gewesen zu sein und soll verschiedentlich versucht haben, seine eigenen psychischen Beschwerden durch Schröpfen des Unterleibs zu kurieren. Im *Faust* lässt Goethe Nicolai denn auch als «Proktophantasmist» auftreten (also als jemand, der aufgrund von Unterleibsbeschwerden an Halluzinationen leidet) und von dem ältesten Fachmann in Unterleibsfragen, dem Teufel höchstpersönlich, verspotten: «Und wenn Blutegel sich an seinem Steiß ergetzen», sagt Mephisto, «[i]st er von Geistern und von Geist kuriert.»

Inzwischen ist der Glaube an die heilsame, das Säfteverhältnis regulierende Wirkung von Egeln und Exkrementen zwar zu den

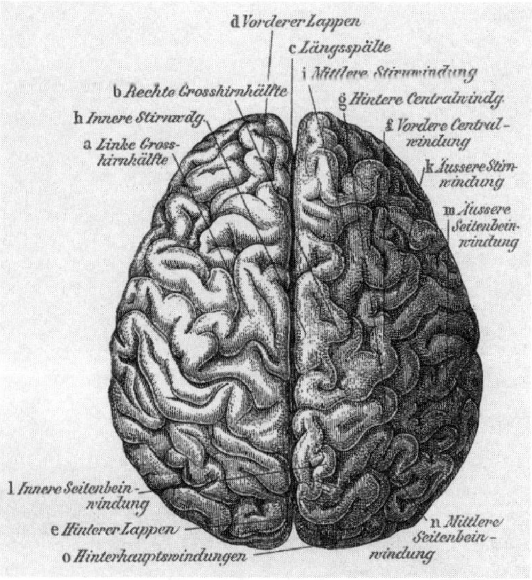

22 Graue Materie

verstaubten Akten der Medizingeschichte gelegt worden. Trotzdem wirkt die Vorstellung, dass das Wohl und Wehe von Kopf und Verdauung eng miteinander verknüpft sind, immer noch fort – allerdings unter umgekehrten Vorzeichen: «Die alte Säftelehre fasste die seelische Verstimmung als Folge von körperlichen, im Bauch angesiedelten Krankheiten auf», schreibt der Medizinhistoriker Christoph Mörgeli. «Heute betrachten wir umgekehrt Störungen des Magen-Darm-Traktes in vielen Fällen als Folge eines psychischen Grundleidens.» Psychogene Erkrankungen wie Depressionen oder Magersucht gelten als häufige Ursachen für Verstopfungen; zugleich können psychische Faktoren wie Stress aber auch zu nervöser Diarrhoe, also zu Durchfall führen. Mit dem zunehmenden Wissen um die Macht der Psyche hat also im Lauf des vergangenen Jahrhunderts ein Paradigmenwechsel stattgefunden. Die ‹giftigen Gase der Psyche› sinken, dieser modernen medizinischen Auffassung zufolge, gewissermaßen aus dem Kopf hernieder und schlagen dem Patienten auf den Magen beziehungsweise auf den Darm. Um Leopold Mozart zu paraphrasieren: Der Kopf muss nun den Arsch kurieren.

Doch welchem Bereich des Körpers – Kopf oder Unterleib – man auch immer die Leitfunktion zusprechen mag: Dass die Prozesse des Denkens und des Verdauens inniglich miteinander verbunden sind, würde wohl kaum ein Mediziner bestreiten. Es ist in diesem Zusammenhang bezeichnend, dass sich das Gehirn und das Gedärm schon rein äußerlich auffallend ähneln: Beide bestehen aus einer Unzahl verschlungener Windungen, die auf engstem Raum zusammengepresst sind – im einen Fall im Schädel (Abbildung 22), im anderen in der Bauchhöhle. Die Serpentinenform erlaubt dabei jeweils eine optimale Ausnutzung des vorhandenen Platzes: Durch die Faltung und Furchung der Großhirnrinde lässt sich eine größtmögliche Anzahl von Neuronen miteinander verschalten und dadurch die Gehirnleistung steigern. Dank seiner zahlreichen Falten und Zotten verfügt der menschliche Darm über eine resorptive Oberfläche von mehreren hundert Quadratmetern.

Auch sonst sind das graue Geschlängel im Kopf und jenes im Unterleib enger miteinander verknüpft, als man vielleicht vermuten würde. So sind die menschlichen Eingeweide von über hundert Millionen Nervenzellen umhüllt, deren Zelltypen, Wirkstoffe und Rezeptoren jenen im Gehirn exakt gleichen. Neurowissenschaftler bezeichnen dieses Neuronengewebe, das mehr Zellen umfasst als das menschliche Rückenmark, daher auch als ‹Darmhirn› oder als ‹zweites Gehirn›: Seine Aufgabe besteht darin, den Transport des fermentierenden Nahrungsbreis im Darm zu organisieren sowie die Immunabwehr des Darms gegen gefährliche Bakterien, Pilze oder Gifte zu koordinieren. Ja das Darmhirn ist sogar in der Lage, sich Informationen zu merken und bei Bedarf wieder abzurufen: etwa, welche Stoffe für den Körper schädlich sind und welche nicht. Menschen, die im Säuglingsalter unter Koliken leiden, sind aufgrund dieses Darmgedächtnisses auch später als Erwachsene anfälliger für Erkrankungen wie den sogenannten Reizdarm.

Vor allem aber stehen Kopf und Darm in intensivem informationellen Austausch miteinander, sie sind durch ein umfangreiches Netz von Nervenfasern miteinander verbunden: «Da sprechen zwei die gleiche Sprache», wie der Neurophysiologe Michael Gershon von der New Yorker Columbia-Universität es liebevoll-menschelnd ausdrückt. In Stresssituationen sendet das Kopfhirn Signale an das Darmhirn, welche zur Ausschüttung von Entzündungsstoffen und dadurch zu Bauchkrämpfen oder Durchfall führen können. (Rabelais wusste entsprechend von einem Edelmann zu berichten, der sich bei Verstopfungen von Untergebenen erschrecken ließ, um Bewegung in seine Gedärme zu bringen.) Umgekehrt registriert das Kopfhirn, zumeist unbewusst, diese physiologischen Reaktionen des Darms auf unangenehme wie angenehme Sensationen: Es merkt sich den ‹Schiss›, der den Menschen in einer bestimmten Situation befallen hat, ebenso wie die ‹Schmetterlinge im Bauch›, die beim Anblick einer bestimmten Person aus ihrem Kokon geschlüpft sein mögen. Auf diese Weise erstellen Kopf und Bauch ein gemeinsames Erinnerungsreservoir, das besonders bei intuitiven Entscheidungen immer wieder angezapft wird.

Nun treffen gerade kreativ arbeitende Menschen – bildende Künstler, Schriftsteller, Musiker, Philosophen – ihre Entscheidungen bekanntermaßen nicht rein rational, sondern horchen immer wieder tief in sich hinein: Sie verlassen sich auf ihr *gut feeling,* ihr ‹Darmgefühl›, wie man in anglophonen Ländern sagt, oder handeln ‹aus dem Bauch heraus›: Sie lassen also ihren Assoziationen, wie ihren Ausscheidungen, fröhlich-freien Lauf. Und wenn ihnen ein Ereignis ‹auf den Magen geschlagen› hat, verarbeiten sie es nicht selten, indem sie es in gallige Worte oder Werke fassen. «Einige Ärzte leiten aus dem Magen alle Krankheit her», meinte etwa der Dichter Jean Paul, «ich wollte aus demselben noch leichter den

Ursprung der meisten Schriften erklären, und zeigen, daß weniger der Nervensaft des Gehirns als die unbefriedigte Galle des Magens an der Erzeugung eines Buchs arbeiten.» Auch Gustave Flaubert führte seine literarischen Äußerungen auf die Befindlichkeit seines Verdauungssystems zurück; so bemühte er sich, die fäkalen Wutfluten, welche ihm, wie in oben zitiertem Brief beschrieben, in den Mund stiegen, nach Kräften zurückzuhalten, um sie zur späteren literarischen Verwendung zu verdichten: «[I]ch will sie behalten, sie eindicken und daraus einen Brei machen, mit dem ich das neunzehnte Jahrhundert beschmieren werde, wie man die indischen Pagoden mit Kuhfladen vergoldet.» Der kreative Schreibprozess ist diesem exkrementalpoetischen Verständnis zufolge also zuvorderst eine Sache der Verdauung und damit der rational nicht kontrollierbaren Körpermechanik. Man kann ihn nicht verhindern und nicht vorantreiben – man kann allenfalls versuchen, durch bestimmte Ernährungs- und Arbeitsrhythmen für das Verdauen beziehungsweise Denken optimale Rahmenbedingungen zu schaffen. Ansonsten kann man eigentlich nur abwarten und hoffen, dass es flutscht.

Wenn aber die schöpferische Tätigkeit immer wieder mit der Verdauung gleichgesetzt wird – ja wenn kreative Kopfgeburten möglicherweise nicht zuletzt dem Magen oder dem Darmhirn entspringen –, dann kann es nicht verwundern, dass auch die Früchte dieser beiden Tätigkeiten immer wieder miteinander verglichen wurden und werden. So existierte bereits seit der Antike die Vorstellung, dass es möglich sei, in den Exkrementen eines Menschen zu lesen wie in einem mit dem Körper verfassten Buch. Ja da sie aus dem Innersten des jeweiligen ‹Autors› entsprangen, also ohne Umweg über den Kopf oder andere rationale Kontrollinstanzen veröffentlicht worden waren, galten sie als besonders authentisch und aufschlussreich. Die Ausscheidungen konnten daher nicht nur über das gegenwärtige Befinden ihres Erzeugers befragt werden, sondern auch über dessen Zukunftsaussichten. Diese als ‹Koproskopie› oder ‹Kotbeschau› bezeichnete Wissenschaft scheint so populär gewesen zu sein, dass der Schriftsteller Jonathan Swift ihr noch zu Beginn des 18. Jahrhunderts eine ausführliche Parodie widmete. Ein einziger Nachttopf des Horaz, schwärmte Swift in seiner Schrift *The Grand Mystery*, könne einem Literaturwissenschaftler einen vollkommen neuen Zugang zum Verständnis des römischen Dichters eröffnen. Auch zur Aufdeckung politischer Ränke eigne sich diese Technik: Hätte Cäsar alle Mitglieder des römischen Senats vor seinen Augen defäkieren lassen, so würde er umgehend die melancholische Verstimmtheit des Brutus oder die Mordlust des Cassius in deren Ausscheidungen erkannt haben. Ja der menschliche Stuhl sei gewissermaßen eine Universalenzyklopädie für alle Lebenslagen: Eine kotkundige Hebamme könne aus dem Mekonium eines Neugeborenen dessen Zukunft lesen, der Liebende im Leibstuhl der Angebeteten seine amourösen Chancen ermitteln, und Verbrecher könnten nur aufgrund einer Stuhlanalyse überführt werden, da sich ihr ganzes Wesen in die Scheiße eingeschrieben habe. «Wenn wir über den Charakter eines Menschen Auskunft erlangen wollen», so Swift, «dann muss die Frage lauten: Wie scheißt er?»

Auch wenn es im 20. Jahrhundert keines solch beißenden Spotts mehr bedurfte, um diese Form der Stuhldiagnostik zu diskreditieren, lebte die Idee der prophetischen Koproskopie, gerade in der Literatur, doch noch lange fort. In seinem Roman *Gruppenbild mit Dame* ließ Heinrich Böll eine katholische Ordensschwester namens Rahel auftreten, die das Befinden ihrer Schützlinge, ja sogar deren Erfolg bei Prüfungen allein aus ihren Verdauungsprodukten herauszulesen verstand: «In den meisten Fällen genügte Rahel ein Blick, und sie wusste die physische und psychische Kondition der Betroffenen exakt anzugeben, und da sie sogar schulische Leistungen aus den Exkrementen voraussagte, wurde sie vor Klassenarbeiten geradezu umlagert.» Und in Günter Grass' Roman *Der Butt* wird der Kot geradezu in den Status einer über- und allzeitlichen

Orakelsubstanz erhoben – seine Deutung fällt dabei allein den mythischen «Köchinnen», Grass' Stellvertreterinnen für das weibliche Geschlecht, zu:

> Alle Köchinnen, sage ich, haben den Kot betrachtet, aus dem Kot das Kommende gelesen und in Vorzeiten sogar mit dem Kot heidnische Zwiesprache gehalten. Wigga, zum Beispiel, hat im noch dampfenden Scheißhaufen eines gotischen Heerführers [...] die fatale Zukunft der bald darauf völkerwandernden Goten gesehen. [...] Im Neolithikum hingegen, als meine Urköchin Aua herrschte, war die Kotbeschau ein kultischer Vorgang. [...] Aua beschaute [...] unseren mittlerweile erkalteten Kot, indem sie [...] den Kreis abschritt und für jeden, auch für den kleinsten Scheißer, ein deutendes Wort fand.

Doch es wurden nicht nur immer wieder Ausscheidungen entziffert, als handelte es sich um Texte – Texte und andere Geistesprodukte galten umgekehrt auch immer wieder als Ausscheidungen beziehungsweise deren immaterielle Entsprechung. «[D]as wohlgefällige Betrachten eigener geistiger Erzeugnisse, wie Briefe, Manuskripte usw.», meinte etwa der Psychoanalytiker Karl Abraham, habe ein «Vorbild [...] im Anschauen der eigenen Darmprodukte». Michel de Montaigne berichtete entsprechend von einem Edelmann, der Besuchern stets stolz wie ein Kleinkind seine Exkremente der vergangenen Woche präsentierte: «Bei ihm waren die Nachttöpfe der jeweils letzten sieben, acht Tage der Reihe nach zur Besichtigung aufgestellt, denn ihnen allein galt sein Erkenntnis- und Rededrang.» Doch Montaigne verurteilt dieses regressive Verhalten nicht, nein: Es dient ihm als Vergleichsgröße für sein eigenes Schaffen. «Dies hier», damit meint Montaigne seine Sammlung von Essais, seien, «wenn auch etwas dezenter dargeboten, die Exkremente eines vergreisten Geistes: mal hart, mal weich, und stets unverdaut».

Was Montaigne hier anekdotisch umreißt, ist ein geradezu klassisches Verständnis des Schreibprozesses: Der Autor frisst Erfahrungen und Eindrücke in sich hinein; er verarbeitet und verdaut sie, so gut er eben kann; und er gibt sie schließlich, in geschriebener Form, wieder von sich. Diese Tätigkeit kann überaus lustvoll sein, wie eine schmackhafte Mahlzeit oder, mit Luther gesprochen, «als ein gut Schmeißen» – sie kann aber auch einer schweren Geburt gleichkommen oder deren profaner Entsprechung, einem trägen, beschwerlichen Stuhl. Diese Analogiereihe lässt sich beliebig fortsetzen: Werden die Ergüsse der Autorin, des Autors in Buchform veröffentlicht, so gehen sie traditionell durch die Hände eines Druckers – ein Mensch, den man früher liebevoll-ironisch als ‹Blackscheißer› bezeichnete. Und schreibt der Autor nach Meinung seiner Kritiker zu viel, dann beschimpft man ihn bisweilen der Inkontinenz: Dann kann er angeblich ‹die Tinte nicht halten›. Die dunklen Flecken, mit denen er das Papier beschmutzt, sind seine Hinterlassenschaften, seine Abjekte: Wie der Inhalt seines Darms gehören sie zunächst untrennbar zu ihm, müssen sich dann aber unweigerlich und unwiderruflich von ihm lösen. Sie führen fortan ein Eigenleben, sind aber dennoch weiterhin auf magische Weise mit der Person des Autors verbunden. So wie man früher meinte, in den Exkrementen eines Menschen lesen und aus ihrer Konsistenz und Farbe auf seinen Gemütszustand schließen zu können, legen auch die ausgeschiedenen Buchstaben eine Spur in die Psyche des Autors. Wie die Losung eines Wildtiers bringen sie die Leserinnen und Leser, auf der Jagd nach der Intention oder dem Sinn eines Textes, auf die richtige oder falsche Fährte.

Auch diese, die Leserinnen und Leser, werden so letzten Endes zu Mitessern und Mitdefäkierenden im unendlichen Kreislauf der Grammatophagie. Denn nicht nur die Tätigkeit des Denkens, Schreibens und Publizierens – auch das Konsumieren von Texten wurde und wird immer wieder in Begriffen der Diätetik und der

Ausscheidung verstanden. Schon der Prophet Hesekiel musste, wie das Alte Testament berichtet, als er zum Prophetenamt berufen wurde, das göttliche Wort nicht nur lesen, sondern es im Wortsinn verinnerlichen, ja sich einverleiben: «Und er sprach zu mir: [...] Du Menschenkind, du mußt diese Schriftrolle, die ich dir gebe, in dich hinein essen und deinen Leib damit füllen. Da aß ich sie, und sie war in meinem Munde so süß wie Honig.» (Hes 3, 1–3) Seit Beginn des bürgerlichen Zeitalters, seit dem Aufstieg des Romans zum kulturellen Massenphänomen also, setzte sich dieses diätetische Verständnis des Leseprozesses auch im deutschsprachigen Raum durch. Kindern muss man das Lesen dieser Auffassung zufolge erst ‹schmackhaft machen›; Schüler werden bis zum Erbrechen mit Lesestoff ‹vollgestopft›, Bücher mit Pflichtlektüre werden widerwillig ‹durchgekaut›; ‹bildungshungrige› Erwachsene hingegen ‹verschlingen› unersättlich einen Roman nach dem anderen. Verleiben sie sich den Lesestoff dabei allerdings zu schnell oder zu wahllos ein, so kann es sein, dass sie sich dabei den Magen verderben: Wird das Gedächtnis «mit Speisen mancherley und ganz entgegengesetzter Art [...] überladen», meinte etwa der Theologe Friedrich Burchard Beneken Ende des 18. Jahrhunderts, «so erzeugt sich kein gesunder Nahrungssaft, sondern ein drückender, fremder Brey, der viele Winde und Blähungen erzeugt». Auch das Lesen ist also ein zweischneidiges, hygienisch nicht ganz unbedenkliches Vergnügen.

Denkt man diese assoziative Gleichung konsequent zu Ende, so eröffnet sich eine *mise en abyme*, ein Blick in einen sich spiralförmig immer weiter in die Tiefe schraubenden Abgrund: Der Autor produziert Exkremente und sondert sie in seinen Büchern ab – der Leser frisst sie notgedrungen auf – im Magen seines Gedächtnisses beginnt es, wie nach Einflößung eines Schwedentrunks, zu rumoren und zu gären – so dass letzten Endes auch der Leser nicht umhinkommt, seinen Eingeweiden Luft zu verschaffen und sich von dem Druck in seinem Innersten zu befreien. Er verfasst Blogs und Rezensionen, er schreibt Aufsätze, er publiziert eigene literarische oder kulturwissenschaftliche Werke: Er wird selbst zum Worte scheißenden Autor. Wenn man einmal mit der Konsumtion und Defäkation von Texten begonnen hat, dann gibt es kein Halten mehr: Auf Scheiße türmt sich Meta-Scheiße. Der Haufen geistiger Exkremente wird immer höher.

Die einzige Wahlmöglichkeit, die dem Lesehungrigen bleibt, ist die Entscheidung, wessen geistige Exkremente er sich zu Gemüte führen will. Die eigenen? Eine solche Form der verstandesmäßigen Ernährung bietet zwar den Vorteil der Autarkie, führt aber dazu, dass die genossene Nahrung immer gehaltloser wird: Der Mensch, der seine eigenen Schriften liest, bewegt sich in einem geschlossenen System; er ähnelt, so der Dichter Jean Paul, dem Vogel Strauß, der «seine Exkremente [frist]». Soll man sich also doch an den intellektuellen Ausscheidungen anderer Menschen gütlich tun? «Nur die *eigenen Gedanken* haben Wahrheit und Leben», gibt der Philosoph Arthur Schopenhauer zu bedenken, «denn nur die eigenen Gedanken versteht man ganz. Fremde, gelesene Gedanken sind geschissene Scheiße.» Da sie aus dem Verdauungsapparat eines anderen Menschen stammen, sind sie von fremder Zunge vorgeformt, von fremder Magensäure verdorben, vom Buchstabenkot eines anderen Autors beschmutzt.

Will man diesem Höllenkreis der Scheiße entkommen, so bleibt als einziger Ausweg, fürderhin auf das Lesen und Schreiben zu verzichten. Man verlässt sozusagen die grammatophage Nahrungskette. Man entsagt dem Wörterverzehr und hungert sich allmählich zu Tode. Irgendwann hört das Herz auf zu arbeiten, irgendwann das Hirn. Nur die Ausscheidungsorgane behalten bekanntlich noch eine Weile ihre Tätigkeit bei: Nachdem wir gestorben sind, gebären wir häufig noch ein finales Häuflein. Dies ist unsere letzte Äußerung, unser letzter Text. Der Rest ist Scheiße.

Literaturverzeichnis

Abraham, Karl. «Ergänzungen zur Lehre vom Analcharakter». *Psychoanalytische Studien.* 2 Bände. Frankfurt am Main: Fischer, ²1971: 184–205.

Allen, Valerie. *On Farting: Language and Laughter in the Middle Ages.* New York und Houndmills: Palgrave Macmillan, 2007.

Aurelius Augustinus. *De magistro/Über den Lehrer.* Ditzingen: Reclam, 1998.

–. *Vom Gottesstaat.* 2 Bände. München: dtv, 1978.

Bachtin, Michail. *Rabelais und seine Welt: Volkskultur als Gegenkultur.* Frankfurt am Main: Suhrkamp, 1987.

Barnes, David S. «Confronting Sensory Crisis in the Great Stinks of London and Paris». William A. Cohen und Ryan Johnson, Hrsg. *Filth: Dirt, Disgust, and Modern Life.* Minneapolis und London: University of Minnesota Press, 2005: 103–132.

Barthes, Roland. *Sade Fourier Loyola.* Frankfurt am Main: Suhrkamp, 1974.

Bataille, Georges. *Der heilige Eros.* Neuwied am Rhein: Luchterhand, 1963.

Bayer, Konrad, und Gerhard Rühm. «scheissen und brunzen». Gerhard Rühm, Hrsg. *Die Wiener Gruppe: Achleitner, Artmann, Bayer, Rühm, Wiener.* Reinbek bei Hamburg: Rowohlt, 1967: 298–299.

Beckett, Samuel. *Molloy.* Frankfurt am Main: Suhrkamp, 2001.

Beckmann, Gero, und Andreas Rüffer. *Mikroökologie des Darmes: Grundlagen, Diagnostik, Therapie.* Hannover: Schlüter et al., 2000.

Benn, Gottfried. «Saal der kreißenden Frauen». *Gesammelte Gedichte.* Berlin: Die Schmiede, 1927: 29–30.

Benthien, Claudia. *Haut: Literaturgeschichte – Körperbilder – Grenzdiskurse.* Reinbek bei Hamburg: Rowohlt, 1999.

Bergengruen, Maximilian. *Schöne Seelen, groteske Körper: Jean Pauls ästhetische Dynamisierung der Anthropologie.* Hamburg: Felix Meiner, 2003.

Beyer, Elke. «WC». *Arch+ 191/192: Schwellenatlas.* März 2009: 128.

Bishop, Patrick, und Eamonn Mallie. *The Provisional IRA.* London: Corgi, 1988.

Blackadder, Neil. «*Merdre!* Performing Filth in the Bourgeois Public Sphere». William A. Cohen und Ryan Johnson, Hrsg. A.a.O.: 182–200.

Blech, Jörg. «Geheimnis der Gesundheit». *DER SPIEGEL* 40/2009: 122–133.

Böll, Heinrich. *Gruppenbild mit Dame. Romane und Erzählungen.* Frankfurt am Main und Wien: Büchergilde Gutenberg, 1987: 618–1056.
Borneman, Ernest. *Psychoanalyse des Geldes: Eine kritische Untersuchung psychoanalytischer Geldtheorien.* Frankfurt am Main: Suhrkamp, 1973.
Bourke, John G. *Scatalogic Rites of All Nations: A Dissertation upon the Employment of Excrementitious Remedial Agents in Religion, Therapeutics, Divination, Witchcraft, Love-Philters, etc., in all Parts of the Globe.* Washington, DC: Lowdermilk & Co., 1891.
Brackmann, Karl-Heinz, und Renate Birkenhauer. *NS-Deutsch.* Straelen: Manuskripte, 1988.
Brathwaite, Edward Kamau. «Nation Language». Bill Ashcroft, Gareth Griffiths und Helen Tiffin, Hrsg. *The Post-Colonial Studies Reader.* London: Routledge, 1995: 309–313.
Brown, Norman O. *Life Against Death: The Psychoanalytical Meaning of History.* London: Sphere, 1968.
Bruckner, Pascal, und Alain Finkielkraut. *Das Abenteuer gleich um die Ecke: Kleines Handbuch der Alltagsüberlebenskunst.* München: Knaur, 1981.
Burroughs, William S. *Naked Lunch: Die ursprüngliche Fassung.* Zürich: Nagel & Kimche, 2009.
–. «Spare Ass Annie». James Grauerholz und Ira Silverberg, Hrsg. *Word Virus: The William S. Burroughs Reader.* New York: Grove, 1998: 131–132.
Cohen, William A. «Introduction: Locating Filth». William A. Cohen und Ryan Johnson, Hrsg. A.a.O.: vii–xxxvii.
Corbin, Alain. *Pesthauch und Blütenduft: Eine Geschichte des Geruchs.* Frankfurt am Main: Fischer, 1992.
Dähnhardt, Oskar, Hrsg. *Natursagen.* 2 Bände. Leipzig und Berlin: B. G. Teubner, 1909.
Dante Alighieri. *Die Göttliche Komödie.* 6 Bände. München: dtv, 1988.
de Voragine, Jacobus. «Von Sanct Thaisis der Buhlerin». *Legenda aurea.* Heidelberg: Lambert Schneider, o.J.: 784–787.
DeLillo, Don. *Unterwelt.* München: Goldmann, 2006.
Des Pres, Terrence. *Der Überlebende: Anatomie der Todeslager.* Stuttgart: Klett-Cotta, 2008.
Die Bibel. Nach der Übersetzung Martin Luthers. Stuttgart: Deutsche Bibelgesellschaft, 1999.
Die Erzählungen aus den Tausendundein Nächten. 6 Bände. Wiesbaden: Insel, 1953.
Douglas, Mary. *Reinheit und Gefährdung: Eine Studie zu Vorstellungen von Verunreinigung und Tabu.* Frankfurt am Main: Suhrkamp, 1988.
–. *Ritual, Tabu und Körpersymbolik.* Frankfurt am Main: Fischer, 1974.
Dundes, Alan. *Life Is Like a Chicken Coop Ladder: A Portrait of German Culture Through Folklore.* New York: Columbia University Press, 1984.
Ebmeyer, Michael. *Gebrauchsanweisung für Katalonien.* München: Piper, 2007.
Ein kurtzweilig Lesen von Dil Ulenspiegel. Stuttgart: Philipp Reclam jun., 1966.

Elias, Norbert. *Über den Prozeß der Zivilisation: Soziogenetische und psychogenetische Untersuchungen.* 2 Bände. Frankfurt am Main: Suhrkamp, 1997.
Englisch, Paul. *Das skatologische Element in Literatur, Kunst und Volksleben.* Stuttgart: Julius Püttmann, 1928.
Enzensberger, Christian. *Größerer Versuch über den Schmutz.* Frankfurt am Main, Berlin und Wien: Ullstein, 1980.
Enzensberger, Hans Magnus. «Die Scheiße». *Gedichte 1950–2005.* Frankfurt am Main: Suhrkamp, 2006: 85.
Etymologisches Wörterbuch des Deutschen. Berlin: Akademie-Verlag, 1989.
Feldhaus, Franz Maria. *Ka=Pi=Fu und andere verschämte Dinge.* Berlin-Friedenau: Privatdruck, 1921.
Ferenczi, Sándor. «Über obszöne Worte: Beitrag zur Psychologie der Latenzzeit». *Schriften zur Psychoanalyse.* 2 Bände. Gießen: Psychosozial-Verlag, 2004: I, 59–72.
–. «Zur Ontogenie des Geldinteresses». A.a.O.: I, 198–205.
Flaubert, Gustave. [«An Louis Bouilhet»]. *Briefe.* Zürich: Diogenes, 1977: 332–337.
–. *Madame Bovary.* Zürich: Diogenes, 1979.
Foucault, Michel. «Vorrede zur Überschreitung». *Von der Subversion des Wissens.* Frankfurt am Main: Fischer, 1987: 28–45.
Fragmentary Annals of Ireland. Dublin: Institute for Advanced Studies, 1978.
Frank, Manfred. «Vom Lachen». Steffen Dietzsch, Hrsg. *Luzifer lacht: Philosophische Betrachtungen von Nietzsche bis Tabori.* Leipzig: Reclam, 1993: 189–214.
Frankfurt, Harry G. *Bullshit.* Frankfurt am Main: Suhrkamp, 2006.
Franzen, Jonathan. *Die Korrekturen.* Reinbek bei Hamburg: Rowohlt, 2003.
Freud, Sigmund. «Aus der Geschichte einer infantilen Neurose [Der Wolfsmann]». *Studienausgabe.* 10 Bände. Frankfurt am Main: Fischer, 2000: VIII, 125–232.
–. «Bruchstück einer Hysterie-Analyse». A.a.O.: VI, 83–186.
–. «Charakter und Analerotik». A.a.O.: VII, 23–30.
–. «Das menschliche Sexualleben». A.a.O.: I, 300–315.
–. «Das Unbehagen in der Kultur». A.a.O.: IX, 191–270.
–. «Der Witz und seine Beziehung zum Unbewußten». A.a.O.: IV, 9–220.
–. «Totem und Tabu». A.a.O.: IX, 287–444.
–. «Über die allgemeinste Erniedrigung des Liebeslebens». A.a.O.: V, 197–209.
–. «Über infantile Sexualtheorien». A.a.O.: V, 169–184.
–. «Über Triebumsetzungen, insbesondere der Analerotik». A.a.O.: VII, 123–131.
Fromm, Erich. «Die psychoanalytische Charakterologie und ihre Bedeutung für die Sozialpsychologie». *Gesamtausgabe.* 10 Bände. München: dtv, 1989: I, 59–77.
Gates, Henry Louis. *The Signifying Monkey: A Theory of African-American Literary Criticism.* New York und Oxford: Oxford University Press, 1988.

Gernhardt, Robert. *Was gibt's denn da zu lachen? Kritik der Komiker, Kritik der Kritiker, Kritik der Komik.* Frankfurt am Main: Fischer, 2008.

Gleichmann, Peter. «Die Verhäuslichung körperlicher Verrichtungen». Peter Gleichmann, Johan Goudsblom und Hermann Korte, Hrsg. *Materialien zu Norbert Elias' Zivilisationstheorie.* Frankfurt am Main: Suhrkamp, 1979: 254–278.

Goethe, Johann Wolfgang. *Faust. Werke in zehn Bänden.* Zürich und Stuttgart: Artemis, 1962: IV, 7–156.

–. *Götz von Berlichingen.* A.a.O.: III, 195–308.

–. «Nicolai auf Werthers Grabe». A.a.O.: II, 417.

Grass, Günter. *Der Butt.* Göttingen: Steidl, 1995.

Greenblatt, Stephen J. «Filthy Rites». *Learning to Curse: Essays in Early Modern Culture.* New York und London: Routledge, 1990: 58–79.

Grimm, Jacob und Wilhelm. «Tischleindeckdich, Goldesel und Knüppel aus dem Sack». *Grimms Märchen.* Düsseldorf: Sauerländer, 2007: 116–123.

–. *Deutsches Wörterbuch.* 33 Bände. München: dtv, 1984 [1854].

Grisar, Hartmann. *Martin Luthers Leben und sein Werk.* Freiburg: Herder, 1926.

Groddeck, Georg. «Vierundzwanzigster Vortrag: Ende des Krankheitsfalls/Urin, Kot und Gold». *Werke: Vorträge.* 3 Bände. Basel und Frankfurt am Main: Stroemfeld/Roter Stern, 1987: I, 180–187.

Grosz, George. *Ein kleines Ja und ein großes Nein: Sein Leben von ihm selbst erzählt.* Reinbek bei Hamburg: Rowohlt, 1974.

Haas, Wolf. *Der Brenner und der liebe Gott.* Hamburg: Hoffmann und Campe, 2009.

Handwörterbuch des deutschen Aberglaubens. 10 Bände. Berlin und Leipzig: Walter de Gruyter, 1927.

Harris, Marvin. *Wohlgeschmack und Widerwillen.* Stuttgart: Klett-Cotta, 1988.

Herder, Johann Gottfried. «Plastik». *Schriften zu Philosophie, Literatur, Kunst und Altertum 1774–1787.* Frankfurt am Main: Deutscher Klassiker Verlag, 1994: 243–326.

Holzwarth, Werner, und Wolf Erlbruch. *Vom kleinen Maulwurf, der wissen wollte, wer ihm auf den Kopf gemacht hat.* Wuppertal: Peter Hammer, 1989.

Hugo, Victor. *Die Elenden.* 3 Bände. Berlin: Volk und Welt, 1983.

Hundertwasser, Friedensreich. «Scheißkultur – Die heilige Scheiße». Andrea Christa Fürst, Hrsg. *Hundertwasser 1928–2000: Werkverzeichnis.* 2 Bände. Köln et al.: Taschen, 2002: II, 949–950.

Ice-T mit Heidi Siegmund. *The Ice Opinion: Who Gives a Fuck?* London, Sydney und Auckland: Pan, 1995.

Jakobson, Roman. «Linguistics and Poetics». *Language in Literature.* Cambridge, MA, und London: Belknap Press, 1987: 62–94.

Jarry, Alfred. *König Ubu.* Zürich: Verlag der Arche, 1967.

Jaton, Anne-Marie. *Johann Caspar Lavater: Philosoph, Gottesmann, Schöpfer der modernen Physiognomik.* Zürich: Schweizer Verlagshaus, 1988.

Johannes von Tepl. *Der Ackermann*. Ditzingen: Reclam, 2000.
Joyce, James. *Ulysses*. Oxford: Oxford University Press, 2008 [1922].
Jung, C. G. *Erinnerungen, Träume, Gedanken*. Zürich und Stuttgart: Rascher, 1962.
Jurreit, Marielouise. «Alles über Scheiße». *Twen* 12 (Dezember 1969) 118–123, 140–141.
Kant, Immanuel. «Das Ende aller Dinge». *Kant's gesammelte Schriften*. 29 Bände. Berlin: Georg Reimer, 1912: VIII, 325–339.
King James the First. *Dæmonologie/Newes from Scotland*. London: Bodley Head/ New York: E. P. Dutton & Co., 1924 [1597].
Kluge: Etymologisches Wörterbuch der deutschen Sprache. Berlin und New York: Walter de Gruyter, 1995.
Koschorke, Albrecht. *Körperströme und Schriftverkehr: Mediologie des 18. Jahrhunderts*. München: Wilhelm Fink, 1999.
Kristeva, Julia. *Powers of Horror: An Essay on Abjection*. New York: Columbia University Press, 1982.
Kundera, Milan. *Die unerträgliche Leichtigkeit des Seins*. Frankfurt am Main: Fischer, 1987.
Kyeser aus Eichstätt, Conrad. *Bellifortis*. Düsseldorf: Verlag des Vereins Deutscher Ingenieure, 1967.
Laplanche, Jean, und Jean-Bertrand Pontalis. *Das Vokabular der Psychoanalyse*. Frankfurt am Main: Suhrkamp, 1973.
Laporte, Dominique. *History of Shit*. Cambridge, MA, und London: MIT Press, 2000.
Lévy, Alfred. «Hämorrhoiden oder von der Analerotik». Alfred Lévy, Gerhard Danzer und Josef Rattner. *Haut und Seele: Auf dem Weg zu einer psychosomatischen Dermatologie*. Würzburg: Königshausen & Neumann, 1997: 175–182.
Lewin, Ralph A. *Merde: Excursions into Scientific, Cultural and Socio-Historical Coprology*. London: Aurum, 1999.
Luczak, Hania. «Neurologie: Wie der Bauch den Kopf bestimmt». *GEO* 11/2000.
Luther, Martin. *Colloquia oder Tischreden. Sämtliche Schriften*. 24 Bände. Groß Oesingen: Verlag der Lutherischen Buchhandlung Heinrich Harms, 1986: 22.
Mann, Thomas. *Tagebücher 1953–1955*. Frankfurt am Main: Fischer, 1995.
Marquard, Odo, im Gespräch mit Steffen Dietzsch. «Das Lachen ist die kleine Theodizee». Steffen Dietzsch, Hrsg. A.a.O.: 8–21.
Martialis, M. Valerius. *Epigramme*. Düsseldorf und Zürich: Artemis & Winkler, [2]2002.
Menninghaus, Winfried. *Ekel: Theorie und Geschichte einer starken Empfindung*. Frankfurt am Main: Suhrkamp, 1999.
Metelmann, Jörg. «Flesh for Fantasy: Das Porno-Pop-Format». Jörg Metelmann, Hrsg. *Porno-Pop: Sex in der Oberflächenwelt*. Würzburg: Königshausen & Neumann, 2005: 41–58.

Miller, William Ian. *The Anatomy of Disgust.* Cambridge, MA, und London: Harvard University Press, 1997.

Mörgeli, Christoph. «‹Hüter des Afters›: Eine kurze Geschichte der Verdauung». *NZZ Folio* 4/1997.

Molière. *Der Wirrkopf. Komödien.* 7 Bände. Zürich: Diogenes, 1966: I, 7–105.

Montaigne, Michel de. «Über die Eitelkeit». *Essais.* Frankfurt am Main: Eichborn, 1998: 475–505.

–. «Über die Gesprächs- und Diskussionskunst». A.a.O.: 462–475.

Morus, Thomas. *Utopia.* Essen: Phaidon, 1997.

Mozarts Bäsle-Briefe. Kassel et al.: Bärenreiter/München: dtv, 1978.

Müller, Joni. «Wer flucht warum am schönsten?» *NZZ Folio* 10/1996.

Nicolai, Christoph Friedrich. *Freuden des jungen Werthers, und Leiden und Freuden Werthers des Mannes. Vertraute Briefe/Freuden des jungen Werthers.* Berlin: Der Morgen, 1982: 153–181.

Nietzsche, Friedrich. «Die Fröhliche Wissenschaft». *Kritische Studienausgabe.* 15 Bände. München: dtv, 1999: III, 343–651.

Obrist, Hans-Ulrich. «Cloaca Maxima: Eine Ausstellung im Museum der Stadtentwässerung Zürich». *Cloaca Maxima.* Ostfildern: Cantz, 1994: 11–22.

Pain, Stephanie. «Stench Warfare». *New Scientist* 2298 (7. Juli 2001).

Palahniuk, Chuck. «Guts». *Haunted.* New York et al.: Doubleday, 2005: 12–21.

Paullini, Kristian Frantz. *Neu=vermehrte, heylsame Dreck=Apotheke, wie nemlich mit Koth und Urin fast alle, ja auch die schwerste, gifftigste Kranckheiten und bezauberte Schäden vom Haupt biß zun Füssen, inn= und äusserlich, glücklich curiret worden.* 2 Bände. Stuttgart: Verlag von J. Schaible/Leipzig: Expedition des Klosters, 1847 [1714].

Petkanova, Donka. «Kindheitslegenden Jesu». *Enzyklopädie des Märchens.* 13 Bände. Berlin und New York: Walter de Gruyter, 1993: VII, 1355–1361.

Pieper, Werner, Hrsg. *Das Scheiss-Buch.* Löhrbach: Der Grüne Zweig, 1988.

Pike, David L. «Sewage Treatments: Vertical Space and Waste in Nineteenth-Century Paris and London». William A. Cohen und Ryan Johnson, Hrsg. A.a.O.: 51–77.

Platon. *Parmenides. Sämtliche Dialoge.* 7 Bände. Hamburg: Felix Meiner, 1988 [1922]: IV.

Plinius der Ältere. *Botanik: Nutzbäume. Naturkunde.* 37 Bände. Zürich: Artemis & Winkler, 1994: XVII.

Prantl, Heribert. «Enteignung des Misthaufens». *Süddeutsche Zeitung,* 23.2. 2009: 9.

Pschyrembel Wörterbuch Sexualität. Berlin und New York: Walter de Gruyter, 2003.

Quint, Hans. «Analität, anale Phase». Wolfgang Mertens und Bruno Waldvogel, Hrsg.: *Handbuch psychoanalytischer Grundbegriffe.* Stuttgart: Kohlhammer, 2008: 62–64.

Rabelais, François. *Gargantua und Pantagruel.* 2 Bände. München: Artemis & Winkler, 1979.

Roche, Charlotte. *Feuchtgebiete.* Köln: DuMont, 2008.

Rollfinke, Dieter und Jacqueline. *The Call of Human Nature: The Role of Scatology in Modern German Literature.* Amherst: University of Massachusetts Press, 1986.

Rosen, Ralph M., und Donald R. Marks. «Comedies of Transgression in Gangsta Rap and Ancient Classical Poetry». *New Literary History* 30 (1999) 897–928.

Roth, Philip. *Der menschliche Makel.* München und Wien: Hanser, 2002.

Rühmkorf, Peter. «Der Hüter des Misthaufens». *Der Hüter des Misthaufens: Aufgeklärte Märchen.* Reinbek bei Hamburg: Rowohlt, 1987: 7–17.

Sartre, Jean-Paul. *Die Wörter.* Reinbek bei Hamburg: Rowohlt, 1968.

Schalk, Peter, Hrsg. *Bonifatius Kiesewetter: Freche Verse.* München: Heyne, 1971.

Schechner, Richard. *The End of Humanism: Writings on Performance.* New York: Performing Arts Journal Publications, 1982.

Schiller, Friedrich. *Die Räuber.* Ditzingen: Reclam, 1986.

Schmidt, Josef, und Mary Simon. «Holy and Unholy Shit: The Pragmatic Context of Scatological Curses in Early German Reformation Satire». Jeff Persels und Russel Ganim, Hrsg. *Fecal Matters in Early Modern Literature and Art: Studies in Scatology.* Aldershot, GB, und Burlington, VT: Ashgate, 2004: 109–117.

Schmitz, Hermann. *Der Leib. System der Philosophie.* 5 Bände. Bonn: H. Bouvier und Co., 1965: II, 1.

Schopenhauer, Arthur. *Die Welt als Wille und Vorstellung. Sämtliche Werke.* 5 Bände. Stuttgart: Cotta/Frankfurt am Main: Insel, o.J.: I.

–. «Spicilegia [116]». *Der handschriftliche Nachlaß.* 5 Bände. Frankfurt am Main: Waldemar Kramer, 1974: IV, 1, 255.

Schwab, Werner. *Die Präsidentinnen. Fäkaliendramen.* Graz und Wien: Droschl, 1991: 11–58.

Seneca, L. Annaeus. «70: Seneca seinem Lucilius Gesundheit». *Philosophische Schriften.* 5 Bände. Darmstadt: Wissenschaftliche Buchgesellschaft, 1987: IV, XIII 2–19.

Silk, Gerald. «Myths and Meanings in Manzoni's *Merda d'artista*». *Art Journal* 52:3 (Herbst 1993) 65–75.

Sloterdijk, Peter. *Kritik der zynischen Vernunft.* 2 Bände. Frankfurt am Main: Suhrkamp, 1983.

Steller, Georg Wilhelm. *Beschreibung von dem Lande Kamtschatka, dessen Einwohnern, deren Sitten, Nahmen, Lebensart und verschiedenen Gewohnheiten.* Bonn: Holos, 1996 [1774].

Strunk, Heinz. *Fleckenteufel.* Reinbek bei Hamburg: Rowohlt, 2009.

Swift, Jonathan. *The Grand Mystery, or Art of Meditating over an House of Office, Restor'd and Unveil'd.* London: J. Roberts, 1726.

–. «The Lady's Dressing Room». *The Poems of Jonathan Swift.* 2 Bände. Oxford: Clarendon, 1937: I, 524–530.

Twain, Mark. *Bummel durch Europa. Gesammelte Werke.* 9 Bände. München und Wien: Hanser, 1977: VI.

Vogel, Juliane. «Nachwort». Wolfgang Amadeus Mozart. *Die Bäsle-Briefe.* Stuttgart: Philipp Reclam jun., 1993: 47–74.

Voltaire. «Déjection». *Les Œuvres complètes de Voltaire.* 141 Bände. Oxford: Voltaire Foundation, 2009: XL, 356–359.

von Grimmelshausen, Hans Jakob Christoffel. *Der abenteuerliche Simplicissimus.* Düsseldorf und Zürich: Artemis und Winkler, 2000.

von Horváth, Ödön. 36 *Stunden. Gesammelte Werke.* 14 Bände. Frankfurt am Main: Suhrkamp, 1987: XII, 9–125.

von Wedell-Malchow, Friedrich. «Vorbericht». Eduard Heiden, Alexander Müller und Karl von Langsdorff, Hrsg. *Die Verwerthung der städtischen Fäcalien.* Hannover: Philipp Cohen, 1885: 9–11.

Wallace, David Foster. «The Suffering Channel». *Oblivion.* New York und Boston: Little, Brown & Co., 2004: 238–329.

Widmann, Martin, und Christoph Mörgeli. *Bader und Wunderarzt: Medizinisches Handwerk in vergangenen Tagen.* Zürich: Medizinhistorisches Institut und Museum der Universität Zürich, 1998.

Zappa, Frank, mit Peter Occhiogrosso. *The Real Frank Zappa Book.* New York: Touchstone, 1999.

Zehrer, Klaus Cäsar, und Fil. *Der Kackofant.* Leipzig: Klett Kinderbuch, 2011.

Žižek, Slavoj. *Die gnadenlose Liebe.* Frankfurt am Main: Suhrkamp, 2001.

Bildnachweise

1 S. 14: *Logo Cloaca – New & Improved* (2001) © Studio Wim Delvoye, Belgien.
2 S. 18: *Die Bristol-Stuhlformen-Skala zur Klassifizierung des menschlichen Kots* © Kyle Thompson.
3 S. 26: *Die Geburt des Papsttums* von Lucas Cranach (1545) © SBB/Abteilung Historische Drucke.
4 S. 52: *Mann, sein Inneres purgierend* (1542) © Medizinhistorisches Institut und Museum der Universität Zürich.
5 S. 62: *Tisch* von Dieter Roth (1966). Extradruck, Expl. Nr. 28/50, signiert, 25 x 18.5 cm. Sammlung André Behr © Dieter Roth Estate, Courtesy Hauser & Wirth.
6 S. 72: *Egalité*. Holzschnitt, Paris 1836. Aus: Werner Pieper, *Das Scheiss-Buch*, Der Grüne Zweig, Löhrbach (1988).
7 S. 77: *Eulenspiegels Standardstreich* (1515). Aus: *Ein kurtzweilig Lesen von Dil Ulenspiegel*, Philipp Reclam jun., Stuttgart (1966), S. 31.
8 S. 86: *Der Kackofant*. Aus: Klaus Cäsar Zehrer und Fil, *Der Kackofant* © 2011 by Klett Kinderbuch, Leipzig.
9 S. 100: *Shitty* von Gilbert & George (1994) © Stedelijk Museum, Amsterdam.
10 S. 106: *Der Nachttopf Jesu*. Aus: http://www.zeno.org – Zenodot Verlagsgesellschaft mbH.
11 S. 121: *Eine Hexe huldigt dem Teufel* von Johann Jakob Wick © Zentralbibliothek Zürich, Ms F 19, f. 147v.
12 S. 122: *Einsamkeit* (Detail) von F. K. Waechter © Erbengem. F. K. Waechter.
13 S. 127: *Petes Himmelfahrt* von Robert Crumb. Werkrechte © Robert Crumb, 2010, mit freundlicher Genehmigung von Agence Littéraire Lora Fountain & Associates, Paris. Übersetzungsrechte © Benutzung der deutschen Übersetzung von Harry Rowohlt mit freundlicher Genehmigung von www.Zweitausendeins.de, Postfach, D-60381 Frankfurt am Main.
14 S. 160: *Shit Face Painting* (1974). Paul McCarthy, Shit Face Painting, 1974, Performance/video tape, Los Angeles/CA © Paul McCarthy, Courtesy the artist and Hauser & Wirth.
15 S. 163: *Nostalgic Depiction of the Innocence of Childhood* (1990). Mike Kelley,

sepia-toned photo (image) 9 1/2 x 6 1/4 inches / 24.1 x 15.9 cm © Courtesy the Artist and Metro Pictures.

16 S. 164: *Merda d'artista* von Piero Manzoni (1961). Werkrechte © 2010, Pro Litteris, Zürich. Werkabbildung © Tate, London 2010.

17 S. 171: *Der kleine Maulwurf sinnt auf Rache.* Aus: Werner Holzwarth und Wolf Erlbruch, *Vom kleinen Maulwurf, der wissen wollte, wer ihm auf den Kopf gemacht hat* (1989) © Peter Hammer Verlag GmbH.

18 S. 173: *«The atomic bomb is shit» – Nagasaki, 9. August 1945.* National Archives (208-N-43888).

19 S. 176: *Frank Zappa* (1967) © Photograph Robert Davidson.

20 S. 190: *Mund einer Scheibenqualle.* Aus: Ernst Haeckel, *Kunstformen der Natur,* Tafel 8: Discomedusae, Verlag des Bibliographischen Instituts (1904).

21 S. 218: *Darm- und Hirnsalz.* F. Newbery & Sons, Effervescent Brain Salt (1888).

22 S. 220: *Graue Materie.* Aus: *Meyers Konversationslexikon,* Band 7, Figur 3: Das große Gehirn, von oben gesehen. Verlag des Bibliographischen Instituts, vierte Auflage (1885–1892).

Dank

Ich danke von Herzen für guten Rat, geduldiges Zuhören und genaues Lesen: Adam, Alice, Christoph, Christopher, Cosima, Dirk, Erik, Jochen, Johanna, Marin, Matthias, Michael, Nele, Sabine, Simone, Thomas, Tobias, Wolfram und vor allem, wie immer, Svenja.